犬と猫の
リハビリテーション学

疾患別の施術と飼い主指導

著 宮田拓馬

緑書房

ご　注　意

本書中の臨床手技，診断法，治療法などについては，最新の獣医学的知見をもとに，細心の注意をもって記載されています。しかし獣医学の著しい進歩からみて，記載された内容がすべての点において完全であると保証するものではありません。実際の症例へ応用する場合は，動物の状態や検査の結果に注意し，各獣医師の責任の下，慎重に診療を行ってください。本書記載の内容による不測の事故に対して，著者，編集者ならびに出版社は，その責を負いかねます。（株式会社緑書房）

はじめに

　近年，犬・猫のリハビリテーション（以下，リハビリ）は，獣医師や愛玩動物看護師だけでなく，飼い主にも少しずつ知られるようになってきていると感じる。また，犬・猫の高齢化に伴って，高齢動物に対するケアへの関心も高まっているのではないだろうか。

　私の研究室にも，将来，犬・猫のリハビリに関わりたいと夢をもつ学生たちが入室してくる。しかし，就職活動をする中で，実際に犬・猫のリハビリを実施している動物病院の少なさに直面し，また実習先の動物病院で「器具がないから，ここではリハビリはできない」と言われたりして，夢が砕かれてしまうこともある。私は犬・猫のリハビリには，獣医師であれ愛玩動物看護師であれ，それぞれの臨床の基礎がしっかりと身に付いていることが重要と考えている。したがって，そういった学生に対しては，新卒ですぐにリハビリに取り組まなくても，まずは基本的な診療・診療補助ができ，自信をもって働けるようになってからでもよいのではないかと話をさせてもらっている。その上で，自分で動物病院のメンバーにリハビリの必要性や，器具などがなくともリハビリができることについて説明し，理解してもらうことから取り組んでいくのもやりがいがあるのではないだろうか。

　犬・猫のリハビリに関する教育は現状，限られたものであり，書籍なども少ない。そのため，「リハビリには興味があるけれども，どうやって勉強をすればよいのか分からない」といった声も聞く。また私の感覚では，愛玩動物看護師の方が獣医師よりもリハビリに興味・関心をもっている割合は多いと思う。愛玩動物看護師は国家資格となったが，獣医療行為については獣医師からの指示のもとに行われる必要があることが明記されている。犬・猫のリハビリは内容によっては獣医療行為であるため，獣医師の方々にも興味・関心をもっていただき，愛玩動物看護師に丸投げするのではなく，しっかりと診断し処方していただきたい。

　本書はこれから一次診療施設でリハビリを実施したいと考えるスタッフ向けの入門書というコンセプトで執筆した。臨床現場で活かしやすいように，リハビリの手技だけでなく，飼い主へのリハビリ指導のコツやインフォームド・コンセントの要点，またどういった情報を飼い主から聞きだすとよいのかについても解説している。また，犬・猫のリハビリに関する書籍の多くは，リハビリの基礎となる機能形態学や生理学について，はじめにある程度しっかりと記載されているが，実際の手技を実施する際にそれらがどう関わっているのか，どういった点に気を付けたらよいのか，理解しにくい部分もあるかもしれない。そのため，本書では各リハビリ手技の解説内において，最も関連すると考えられる機能形態学，生理学について記載した。しかし，すべてを解説できているわけではないため，本書だけで十分とは考えないでほしい。本書をきっかけに，犬・猫へのリハビリに興味をもっていただき，さらなる知識，技術の習得を目指していただければと思う。

　最後に，本書を完成させるにあたり協力してくれた動物たちや大学院生，学部生，そして緑書房の編集部の皆さまに深謝する。

2024年10月

宮田拓馬

目次

はじめに··3
本書の使い方······································8
動画の視聴方法··································9

第1章　リハビリテーション学の基礎

1　獣医療におけるリハビリテーションの流れ　12

- リハビリテーションの目的························12
- 適応となる疾患や症状····························12
- 獣医師の役割····································13
- 獣医師以外の獣医療スタッフの役割··············13
  - 愛玩動物看護師の役割························13
- 飼い主の役割····································14

2　臨床症状と評価　15

- 臨床症状の確認··································15
  - 適切なプログラム決定に必要な情報············15
  - 問診で聴取すること··························15
- 栄養状態の評価··································16
  - ボディコンディションスコア（BCS）と身体評価（S.H.A.P.E）システム························16
    - BCS··16
    - S.H.A.P.E システム··························16
  - 評価結果の活用と飼い主との共有··············16
- 姿勢の評価······································18
  - 四肢への負重································18
  - 姿勢の評価··································18
    - 主観的な評価······························18
    - 客観的な評価······························18
- 歩行の評価······································19
  - 歩行の主観的な評価··························19
  - 歩行の客観的な評価··························19
- 痛みの評価······································20
  - 痛みの評価ツール····························20
    - CSU ペインスケール························20
    - NRS··20
    - CMPS-SF····································20
    - その他の評価スケール······················23
  - 慢性痛の評価································23
- 関節可動域の評価································24
  - 関節可動域（ROM）···························24
  - ROM の測定方法·····························24
- 筋肉量の評価····································26
  - 筋肉量の測定································26
  - マッスルコンディションスコア（MCS）········27

3　飼い主へのインフォーム　30

- リハビリテーションの原則とベネフィット········30
- リハビリテーションのリスク······················30
  - 安全性とリスク管理··························30
- リハビリテーションの実施期間····················31
  - 手術後の早期のリハビリテーション············31
  - 神経疾患に対するリハビリテーション··········32
  - 実施期間に関する飼い主へのインフォーム······32

第2章　飼い主に指導可能な手技

1　冷却療法　34

- 目的・効果······································34
- 禁忌··34
- 知っておくべき機能形態学······················34
- 手技··35
  - 施術時間····································35
  - 施術方法····································35
  - 冷却材の選択································36
- 自宅での実施····································36
- 研究報告紹介····································37

2　温熱療法　38

- 目的・効果······································38
- 禁忌··38
- 知っておくべき機能形態学······················38
  - 温熱の生理的効果····························38
  - 軟部組織に対する温熱の効果··················38
  - 表層組織および深部組織に対する温熱の効果····38
- 手技··39
  - ホットパック································39
  - パラフィン浴································39
  - 温水浴······································39
  - 赤外線ランプ································40
- 自宅での実施····································40

3　マッサージ療法　42

- 目的・効果······································42
- 禁忌··42

- ■ 知っておくべき機能形態学 ························ 42
  - マッサージの圧力と効果 ························ 42
  - マッサージの生理学的な作用 ····················· 42
  - 筋肉の性質とマッサージの関係 ··················· 45
- ■ マッサージの手技 ································ 45
  - ストローク ···································· 45
  - エフルラージュ ································ 46
  - コンプレッション ······························ 47
  - フリクション ·································· 47
  - パーカッション ································ 48
  - ニーディング ·································· 50
  - スキンローリング ······························ 50
- ■ 自宅での実施 ···································· 51

4　他動的関節可動域運動　53

- ■ 目的・効果 ······································ 53
- ■ 禁忌 ·· 53
- ■ 知っておくべき機能形態学 ························ 53
  - 関節の構造 ···································· 53
  - 可動関節の動く方向と範囲 ······················ 54
  - 関節面間の運動 ································ 54
  - 関節の不動と関節拘縮 ·························· 56
- ■ 他動的関節可動域運動の手技 ······················ 57
  - 基本的な手技 ·································· 57
  - ストレッチ運動との併用 ························ 58
  - 応用手技 ······································ 58
    - 屈伸運動 ·································· 58
    - サイクリング運動 ·························· 59
    - 猫での実施 ································ 62
- ■ 自宅での実施 ···································· 63

5　補助下での自動運動　64

- ■ 目的・効果 ······································ 64
- ■ 禁忌 ·· 64
- ■ 知っておくべき機能形態学 ························ 64
  - 筋肉の役割 ···································· 64
  - 四肢の役割 ···································· 64
  - 筋肉の構造 ···································· 65
- ■ 補助下での自動運動の手技 ························ 66
  - 補助を付けた直立維持 ·························· 66
    - ボディスリングを用いた施術 ·················· 66
    - タオルを用いた施術 ·························· 67
  - 補助を付けた体重移動 ·························· 67
    - 実施時の注意点 ···························· 67
    - 実施の時間と頻度 ···························· 67
  - 補助を付けた歩行運動 ·························· 67
    - 実施時の注意点 ···························· 69
    - カートの安全性 ···························· 69
    - 実施のタイミングと頻度 ······················ 70
- ■ 自宅での実施 ···································· 70

6　自動運動　71

- ■ 目的・効果 ······································ 71
- ■ 禁忌 ·· 71
- ■ 知っておくべき機能形態学 ························ 71
  - 骨の役割 ······································ 71
  - 運動による腱や靱帯への影響 ···················· 71
  - 運動による呼吸，循環，代謝への負荷 ············ 72
    - 運動時の換気 ······························ 72
    - 運動時のエネルギー代謝 ···················· 72
- ■ 自動運動の手技 ·································· 73
  - 引き紐歩行 ···································· 73
  - Sit to Stand ·································· 73
  - 坂道歩行 ······································ 74
  - 障害物歩行 ···································· 75
  - ダンス運動 ···································· 75
  - おもちゃ遊び ·································· 77
- ■ 自宅での実施 ···································· 77

第3章　器具を用いた手技

1　電気刺激法　80

- ■ 概要 ·· 80
  - 電気刺激法の分類 ······························ 80
  - 筋収縮のしくみ ································ 80
  - 目的・効果 ···································· 81
  - 禁忌 ·· 81
  - 注意点 ·· 81
- ■ 実施にあたって ·································· 81
  - 装置の選択と実施の準備 ························ 81
  - 実施時間の設定 ································ 82
  - 疲労の対処 ···································· 82
  - 運動療法との併用 ······························ 82
- ■ 電気刺激法の適応の可能性 ························ 83

2　超音波療法　84

- ■ 概要 ·· 84
  - 超音波療法の効果 ······························ 84
    - 熱効果 ···································· 84
    - 非熱効果 ·································· 84
  - 超音波の条件設定 ······························ 84
    - 周波数 ···································· 84
    - 照射強度 ·································· 84
    - 時間照射率 ································ 85
  - 目的・効果 ···································· 85
  - 禁忌 ·· 85
  - 注意点 ·· 85

- 実施にあたって······················· 85
  - 実施の準備······················· 85
  - 強度の設定······················· 86
  - 施術中の注意点··················· 86

3　レーザー療法　88

- 概要································· 88
  - レーザー··························· 88
  - リハビリテーションへの利用······· 88
  - レーザー治療器の分類············· 88
  - 目的・効果························· 88
  - 禁忌······························· 89
  - 注意点····························· 89
- 実施にあたって······················· 89
  - 施術の準備························· 89
  - 装置の選択························· 89

4　水中療法　91

- 概要································· 91
  - 水の特性··························· 91
    - 比重····························· 91
    - 浮力····························· 91
    - 静水圧··························· 91
    - 粘性と抵抗······················· 91
  - 水中療法の種類····················· 91
    - 水泳····························· 91
    - 水中トレッドミル················· 91
  - 目的・効果························· 92
  - 禁忌······························· 92
  - 注意点····························· 92
- 実施にあたって······················· 92
  - 水への慣らし······················· 92
  - 療法と実施時間の選択············· 93
  - 実施の頻度と計画··················· 93
  - 実施後の注意点····················· 93

第4章　疾患ごとのリハビリテーション

1　疾患ごとの適応　96

- リハビリテーションプログラムの設計······· 96
  - 症例の評価と情報の統合············· 96
- ICFを用いた分類······················· 96

2　椎間板ヘルニア　99

- 概要································· 99
  - 病態と原因························· 99
  - 診断と治療························· 99
    - グレード分類····················· 99
    - 合併症のケア····················· 99
    - 神経リハビリテーション多剤併用療法······· 100
  - 予後······························· 100
  - 主な臨床症状······················· 100
    - 頚部椎間板ヘルニア··············· 100
    - 胸腰部椎間板ヘルニア············· 100
  - リハビリテーションの主な目的····· 100
- 【リハビリテーション実施例①】··········· 101
- 院内での処置························· 102
  - 最終目標の設定··················· 102
  - リハビリテーションの実施········· 102
- 自宅での処置························· 103
  - 自宅でのリハビリテーション····· 103
  - 飼育環境の改善··················· 103
- 【リハビリテーション実施例②】··········· 104
- 院内での処置························· 105
  - 最終目標の設定··················· 105
  - リハビリテーションの実施········· 105
- 自宅での処置························· 106
- 飼い主との連携······················· 108
  - リハビリテーションノートの作成······· 108
  - リハビリテーションの頻度に関する飼い主指導
  ··· 108

3　変性性脊髄症　109

- 概要································· 109
  - 原因と疫学························· 109
  - 治療······························· 109
  - 主な臨床症状······················· 109
  - リハビリテーションの主な目的····· 109
- 【リハビリテーション実施例】············· 110
- 院内での処置························· 111
  - 運動機能維持を目的としたリハビリテーション
  ··· 111
  - バランスディスクを用いたリハビリテーション
  ··· 111
- 自宅での処置························· 112
  - 減量プログラム··················· 112
  - カートの使用····················· 112
- 飼い主のQOLへの影響················· 113
- 飼い主との連携······················· 113

4　変形性関節症　114

- 概要································· 114
  - 病態と原因························· 114
  - 治療······························· 114
    - 投薬による疼痛管理··············· 114

サプリメントの選択……………………114
　　　主な臨床症状……………………………114
　　　リハビリテーションの主な目的………114
【リハビリテーション実施例】……………115
■ 院内での処置………………………………116
■ 自宅での処置………………………………116
　　　体重管理…………………………………116
　　　飼育環境の改善…………………………117
　　　運動量の確保……………………………117
　　　自宅でのリハビリテーション…………117
■ 飼い主との連携……………………………117

5　大腿骨頭壊死症　118

■ 概要…………………………………………118
　　　病態と原因………………………………118
　　　治療………………………………………118
　　　術後のリハビリテーション……………118
　　　主な臨床症状……………………………118
　　　リハビリテーションの主な目的………118
【リハビリテーション実施例】……………119
■ 院内での処置………………………………120
　　　術創の確認………………………………120
　　　リハビリテーションの開始……………120
　　　　運動療法………………………………120
　　　　水中療法………………………………121
■ 自宅での処置………………………………121
■ 飼い主との連携……………………………122

6　膝蓋骨脱臼　123

■ 概要…………………………………………123
　　　膝蓋骨脱臼の病態と疫学………………123
　　　診断とグレード分類……………………123
　　　治療と術後のリハビリテーション……123
　　　　保存療法………………………………123
　　　　外科療法………………………………124
　　　主な臨床症状……………………………124
　　　リハビリテーションの主な目的………124
【リハビリテーションの実施例①】………125
■ 院内での処置………………………………126
■ 自宅での処置………………………………126
　　　自宅内環境の改善………………………126
　　　体重管理…………………………………127
　　　マッサージの併用………………………127
【リハビリテーションの実施例②】………128
■ 院内での処置………………………………128

　　　術式にあわせたリハビリテーションの処方……129
　　　入院中のリハビリテーション…………129
■ 自宅での処置………………………………129
■ 飼い主との連携……………………………130
　　　家族全体での体重管理…………………130
　　　術後のリハビリテーション……………131

7　前十字靭帯断裂　132

■ 概要…………………………………………132
　　　前十字靭帯の機能と病態………………132
　　　　機能……………………………………132
　　　　断裂の原因……………………………132
　　　診断と治療………………………………132
　　　　診断……………………………………132
　　　　治療……………………………………132
　　　術後のリハビリテーション……………132
　　　主な臨床症状……………………………133
　　　リハビリテーションの主な目的………133
【リハビリテーション実施例①】…………134
■ 院内での処置………………………………134
■ 自宅での処置………………………………135
　　　体重の管理………………………………135
　　　リハビリテーションの指導……………135
【リハビリテーション実施例②】…………136
■ 院内での処置………………………………137
　　　はじめに確認すべき所見………………137
■ 自宅での処置………………………………137
■ 飼い主との連携……………………………138
■ 装具の選択…………………………………138
　　　装具の目的………………………………138
　　　装具を使用してのリハビリテーション………138

8　高齢動物　140

■ 概要…………………………………………140
　　　高齢動物の定義と加齢の影響…………140
　　　フレイルの予防…………………………141
　　　主な臨床症状……………………………141
　　　リハビリテーションの主な目的………141
【リハビリテーション実施例】……………142
■ 院内での処置………………………………143
■ 自宅での処置………………………………143
■ 飼い主との連携……………………………144

付録　リハビリテーションの処方指示書………146
索引………………………………………………148

本書の使い方

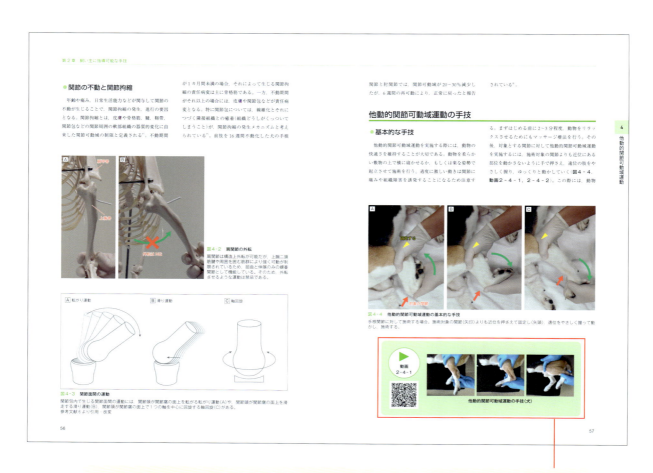

動画再生マークがある手技は，音声解説入りのお手本動画を視聴することができます。
スマートフォンやタブレット型端末などでQRコードを読み取ってアクセスしてください。

動画の視聴方法

①スマートフォンやタブレット型端末で，QRコードを読み取るアプリケーションまたはカメラを起動して，ピントが合うようにかざします。

②読み取りが成功すると，
- URLが表示されるので，そこをタップすると動画再生画面へ移行します。

もしくは
- 自動的に動画再生画面へ移行します。

③必要に応じ全画面表示にしたり，再生速度を変更して視聴してください※。

④次の動画を視聴する際は，視聴中の動画再生ウインドウを閉じてからQRコードを読み取ってください。

※表示や速度の変更機能の有無は，スマートフォンやタブレット型端末の機種によります。

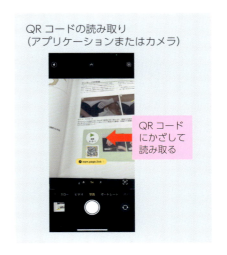

QRコードの読み取り
（アプリケーションまたはカメラ）

QRコードにかざして読み取る

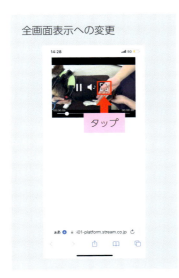

全画面表示への変更

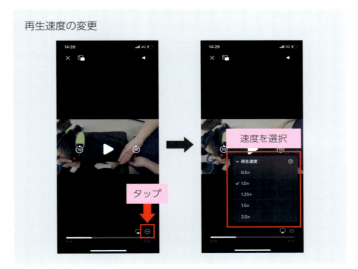

再生速度の変更

速度を選択

※写真は例としてiPhoneの画面を示す

第1章
リハビリテーション学の基礎

1. 獣医療におけるリハビリテーションの流れ
2. 臨床症状と評価
3. 飼い主へのインフォーム

第1章 リハビリテーション学の基礎

1 獣医療におけるリハビリテーションの流れ

リハビリテーションの目的

「リハビリテーション」という単語自体は，近年，獣医療でもよく聞くようになったと思うが，その定義や目的について明確に答えられる方はまだ少ないように感じる。世界保健機関（WHO）の2023年の発表では，リハビリテーションについて，「環境との相互作用において健康状態にある個人の機能を最適化し，障害を軽減するために設計された一連の介入」と定義しており[1]，健康増進，疾病予防，治療，緩和ケアとともにユニバーサル・ヘルス・カバレッジ（すべての人が適切な保健医療サービスを，必要なときに，支払い可能な費用で受けられる状態）の重要な部分としている[1]。

この定義を簡単に，そして小動物獣医療に置き換えて考えてみると，個々の動物が日常の活動において可能な限り自立して過ごせるよう介入する，といっことではないだろうかと思う。そのために，運動やお座り，伏せ，起立といった基本的動作能力の改善を目的に実施する理学療法に加え，疼痛緩和や栄養指導，飼育環境の改善，動物看護ケアも，リハビリテーションに含まれる。リハビリテーションは決して障害がある動物に対してだけ実施するものではなく，また障害となっている病気そのものを完治させるためだけに実施するものでもない。

リハビリテーション介入する時点でその動物がどういったことを不自由にしているのか，日常生活において何が制限となっているのかを明らかにし，それらを改善させる様々なアプローチを用いながら，日常生活活動（Activities of Daily Life：ADL）を改善し，生活の質（Quality of Life：QOL）を向上させることがリハビリテーションの目的である。

適応となる疾患や症状

動物に対するリハビリテーションに関する研究も，ここ数年で多くの科学的な報告が取り上げられるようになってきている。動物では馬での実施が最も多く，次いで犬でも頻繁に実施されている。犬の理学療法に関する59本の報告をまとめたレビューによると，その対象として，外傷後の傷の治癒過程に関連する適応が最も多く（54.24％），次いで加齢に関連する適応（35.60％），怪我を予防し，動物の体力を向上させるために健康な動物への適応（23.73％）であった[2]。このように，様々な疾患や症状がリハビリテーションの適応となる。表1-1に，リハビリテーションの適応の一例を挙げる[3]。

表1-1 リハビリテーションの対象となる疾患一覧

整形疾患	神経疾患
手術後（骨折治療，関節手術，脱臼の整復，靱帯や腱の修復など）	手術後（椎間板ヘルニアなど）
筋肉や腱などの軟部組織の急性および慢性損傷	椎間板ヘルニア（保存療法）
関節包・靱帯（保存療法）	末梢神経損傷
変形性関節症（長期管理）	前庭疾患
股関節形成不全（保存療法）	その他
外傷・創傷治癒	入院管理中における姿勢管理
	疼痛管理
	肥満
	老化

獣医師の役割

リハビリテーションは獣医師国家試験出題基準（平成26年改正）に記載されている一方で[4]，獣医学教育モデル・コア・カリキュラム（令和元年度修正版）にはリハビリテーションに関することが記載されておらず，リハビリテーションについての知識，例えばどのような処方をすればよいのかなど，獣医師の理解やリハビリテーションに対する見解は定かではない[5]。アメリカでは獣医師が行うこととされており，獣医師以外が行う場合には，獣医師の監督あるいは指示の下で行わなければならない[6]。

リハビリテーションの施術内容は多岐にわたるが，どの療法をどのように適応するかは（そもそも適応してよいかを含め）症例の罹患している疾患・症状などによって異なる。例えば，大腿骨頭壊死症疑いの症例を検査・診断せずに，歩行改善や大腿部筋肉の萎縮を防ぐために運動療法を実施すれば，リハビリテーションそのものが動物に痛みを与え，動物虐待になってしまう恐れがある。そうならないためにも，獣医師にはリハビリテーションを実施する前にしっかりと症例を検査し，診断を下す必要がある。外科的，もしくは内科的な治療が必要な場合には，その治療を行いながらリハビリテーションに取り組む。そして，リハビリテーションの処方，指示もまた獣医師の職務である。

日本において，リハビリテーションが獣医療に該当するかどうかについては議論があるかもしれないが，安全に正しくリハビリテーションを行うためには獣医師による診断が必須であり，診断が伴う時点で獣医療の一部である。そのため，リハビリテーションにおいて，獣医師の役割は大変重要である。

獣医師以外の獣医療スタッフの役割

● 愛玩動物看護師の役割

愛玩動物看護師法が令和4年5月1日に施行された。愛玩動物看護師カリキュラム等検討会において決定された，履修すべき科目の到達目標において，動物外科看護学の中に動物理学療法が含まれている[7]。本書の執筆時点（2023年5月）では愛玩動物看護師の診療補助業務にリハビリテーションもしくは動物理学療法が含まれるのかどうかは明確化されていないが，どちらにせよ，獣医師による診断，そしてリハビリテーションの処方，指示がなければ愛玩動物看護師が独断で実施することは許されない（と

第1章　リハビリテーション学の基礎

くに理学療法として実施する場合)＊。

　リハビリテーションを実施する上で最も重要なことは，症状や状態を悪化させないことである。そのため，獣医師からの指示のもとでリハビリテーション，とくに理学療法を行う場合には，正しい手技を理解していることが重要である。そのため，カリキュラムとしてリハビリテーションを学んだ愛玩動物看護師が，獣医師とともにリハビリテーションに取り組むチームの一員となることが期待される。

　リハビリテーションは決して獣医師1名のみで実施できるものではない。人医療ではリハビリテーション医師や看護師の他，理学療法士，作業療法士，言語聴覚士，装具士や臨床心理学者などの様々な医療従事者が関わり，チーム医療として実施している[1]。その中でも理学療法士は運動や動作を改善させる専門家である。日本理学療法士協会が職能活動(理学療法士として社会に貢献することを目指す)の一環として運営している「動物に対する理学療法部会」では，理学療法士が「動物に対する理学療法」においてその知識や技術で貢献できるよう，人材育成や日本動物リハビリテーション学会などとの連携，啓発活動等を行い，獣医療の発展と動物に対する理学療法の普及に寄与することを目的に活動している[8]。独占業務といった法律的な問題をはじめとして，解決していかなければいけない問題もあるが，動物の解剖学や生理学を理解している様々な職種のメンバーが連携することは，動物のリハビリテーションのさらなる発展に寄与するものと考えている。

飼い主の役割

　リハビリテーションを計画していく上で，動物の自宅での様子や不自由にしていることなど，飼い主から得られる情報が重要となる。また，リハビリテーションは継続することが重要となるが，そのために通院頻度が高くなることは，動物にもストレスを与えるだけでなく，飼い主の経済面にも影響を与え，結果的にリハビリテーションの継続が困難となることがある。

　飼い主の家族構成や自宅環境などを考慮する必要もあるが，自宅で飼い主にリハビリテーションを実施してもらうことも多いため，動物に対するリハビリテーションのチームにおいては，飼い主も重要なメンバーとなる。

参考文献

1) Rehabilitation. World Health Organization. https://www.who.int/news-room/fact-sheets/detail/rehabilitation, 参照2024-9-20
2) Dybczyńska M, Goleman M, Garbiec A, et al. Selected Techniques for Physiotherapy in Dogs. *Animals(Basel)*. 12(14), 2022, 1760.
3) Sharp B. Feline physiotherapy and rehabilitation: 1. principles and potential. *J Feline Med Surg* 14(9), 2012, 622-632.
4) 獣医師国家試験. 農林水産省: https://www.maff.go.jp/j/syouan/tikusui/zyui/shiken/shiken.html, 参照2024-9-20
5) 獣医学教育モデル・コア・カリキュラム　コアカリPDF公開. 全国大学獣医学関係代表者協議会: https://www.jaeve.org/cur/release/, 参照2024-9-20
6) Alternative and Complementary Therapies Task Force. An insight into the AVMA Guidelines for Complementary and Alternative Veterinary Medicine. *J Am Vet Med Assoc* 218(11), 2001, 1729-1730.
7) 愛玩動物看護師カリキュラム等検討会. 農林水産省. https://www.maff.go.jp/j/syouan/tikusui/doubutsu_kango/committee/index.html, 参照2023-5-6
8) 動物に対する理学療法部会. 日本理学療法士協会. https://www.japanpt.or.jp/pt/function/subcommittee/animal/, 参照2023-5-6

＊：歩行時に滑らないようにするために足裏の毛を整えるなど，手入れなどに関する一部業務を除く。

第1章 リハビリテーション学の基礎

2 臨床症状と評価

臨床症状の確認

● 適切なプログラム決定に必要な情報

　リハビリテーションを実施するにあたり大切なのは、疾患名から実施項目を決定することではなく、対象動物を診て決定していくことである。椎間板ヘルニアであれば手術後のリハビリテーションとして、神経機能の回復を促すために引っ込め反射の誘発を実施する、といった具合に、対象動物に会わず治療プログラムを処方することは、椎間板ヘルニアという疾患や障害だけをみている状態となる。疾患やその治療法を理解しておくことは、安全にリハビリテーションを実施する上で大切なことではあるが、その先入観がミスリードを生じ、不適切な治療プログラムとなってしまうこともある。

● 問診で聴取すること

　人の理学療法では、現在最も困っていることや苦痛に感じていることを対象者の言葉で表現してもらい、その主訴とともに対象者の要望や希望をもとに、理学療法評価を行い、対象者にとって客観的に必要と判断されるニード(Need)を把握していく。このNeedは患者像を理解し、治療効果や理学療法介入効果も踏まえて決定されるため、妥当で実現可能な内容にならなければならないとされている[1]。

　獣医療の場合には、主訴や要望、希望については対象動物の飼い主から聴取することになる。そこで重要になるのが、対象動物が最も困っていそうなこと、苦痛に感じていそうなことをしっかりと聴取することである。

　その対象動物が今までどういった生活を過ごしていたのか、例えば散歩など、今まで大好きだったことが出来なくなってしまっていないかどうか、ご飯の食べ方はどうか、排泄時はどうかなど、場面を挙げながら飼い主に聴取するのも有用な方法である。

　臨床症状の他にも、今まで後肢を使って痒いところを掻くことができていたのが出来なくなっていてかわいそう、排泄時に腰が下がってしまい汚れてしまったことで申し訳なさそうな表情をする、などといった、飼い主目線での対象動物の心情について把握することも、より適切な治療プログラムの立案につながる。

栄養状態の評価

● ボディコンディションスコア(BCS)と身体評価(S.H.A.P.E)システム

BCS

栄養状態を評価する安価で非侵襲的な方法として，ボディコンディションスコア(BCS)がよく知られている[2]。現在，犬のBCSを決定するためには5段階および9段階のBCSチャートが使用されている[2]。最も広く受け入れられているのは9段階のチャート(表2-1)[2]であり，これは二重エネルギーX線吸収測定法にて体脂肪量とよく相関することが示されている[3]。

S.H.A.P.Eシステム

サイズ，健康状態，および身体評価(S.H.A.P.E)システムは，他のBCSシステムと同様の視覚および触覚の特徴を使用して体脂肪率を決定する飼い主用のアルゴリズムとして使用されている[4](表2-1)[2]。

S.H.A.P.E.システムは，操作者間のばらつきや必要な経験量を最小限に抑えるように設計されており，飼い主が自宅で愛猫や愛犬について皮下脂肪の存在と量(胸郭や脊椎など)，および腹部脂肪の量に関する質問にフローチャート式でチェックをすることで評価(A：低体重～G：肥満)することができる。またその結果を踏まえた有益なアドバイスも提供されている[4]。

● 評価結果の活用と飼い主との共有

リハビリテーションとBCSの関係は密である。例えば，股関節の変形性関節症による後肢跛行を示す肥満犬に対してリハビリテーションを実施する場合，体重減量が1つのプログラムとなる。実際に，同様の症例において体重減量のみで後肢跛行が改善した報告もある[5]。

体重過剰な場合には，適切な体重減量プログラムの立案が必要となる。一方で削痩の場合にも，栄養不良ということではないが，食事内容やエネルギー要求量に足りていない食事量，消化や吸収，代謝，排泄などについて再考する必要がある。

栄養指導を行う際に重要なのが，飼い主の理解である。獣医師が判断したBCSについて，飼い主もしっかりと把握しておく必要がある。その際，BCSチャートを用いて指導を行うことで，獣医師の判断と飼い主の判断の一致度が改善することが報告されている[6]。獣医師がBCS 8/9と判断していても，飼い主がBCS 6/9と判断してしまうことで，減量プログラムがうまく遂行できなくなる。まずは獣医師，飼い主の双方が，対象動物の栄養状態を正しく把握することが大切である。

表2-1 BCS および S.H.A.P.E システムの評価チャート

BCS が 1/9～3/9 の場合は体脂肪率が 14%以下で「痩せている」と判断される。BCS が 4/9, 5/9 の場合は体脂肪率が 15～24%で「適正」である。BCS 6/9, 7/9 は体脂肪率が 25～34%で「太っている」と判断され, それを超えると (BCS8/9 以上)肥満である。
参考文献 2 をもとに作成

BCS 9段階評価	BCS 5段階評価	S.H.A.P.E	外観 犬	外観 猫
1/9	1/5	A		
2/9		B		
3/9	2/5	B		
4/9		C～D		
5/9	3/5	D		
6/9		E		
7/9	4/5	F		
8/9		G		
9/9	5/5	G		

2 臨床症状と評価

第1章　リハビリテーション学の基礎

姿勢の評価

● 四肢への負重

犬の静止時における四肢への負重は前肢が体重の60％，後肢が体重の40％である[7]。すなわちその割合の体重を左右の肢で支えていることになる。

一方で断脚を行った場合，残り3肢への負重の割合は異なる。前肢を断脚した場合，負重の平均増加率は，対側の前肢で17.5％，対側の後肢で6.3％，同側の後肢で6.2％であり，後肢を断脚した場合，負重の平均増加率は対側後肢で8.0％，対側前肢で9.6％，同側前肢で2.4％と報告されている[8]。4肢の場合においても，動物が痛みなどを感じることで左右の負重割合が変化する。

● 姿勢の評価

主観的な評価

姿勢評価の主観的な方法としては，動物を起立させ，その様子を観察する。動物の後方から立位姿勢を観察する際は，正中を意識するとよい。例えば**図2-1**の症例は右後肢への負重を嫌がるため，反対側の左後肢を内側（正中寄り）に入れて体を支えることで，右後肢への負重をカバーしている。

同様に，動物の側面や上方からも観察をすることで，背弯姿勢や側弯姿勢などについても評価することができる。起立時の評価ツールとして以下のような0～4の5段階評価が用いられている[9]。

> **起立姿勢の評価**[9]
> 0：正常な姿勢
> 1：わずかに異常な姿勢（部分的な負重）
> 2：つま先立ち状態で負重がほとんどできていない
> 3：床面に肢をつけていない状態
> 4：起立できない状態

主観的な評価では，観察者によって評価が異なることが考えられるため，同じ観察者が経時的に評価する際には数値化されている評価ツールを用いることが有効である。

客観的な評価

客観的に負重を評価するために，静的四肢荷重分布を測定するアプリケーションが開発されており，その有用性が報告されている[8,10]。一方で，一般的な家庭で使用されるような体重計を使用し，変形性関節症を伴う後肢負重の非対称性について検討した報告[11]によると，体重計を使用した場合でも信頼性が高くシンプルに客観的評価が可能と結論づけられている。

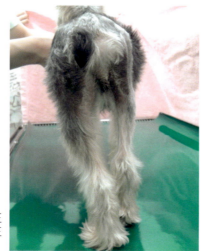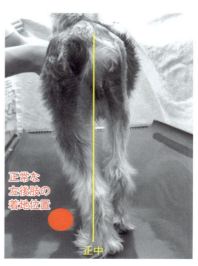

図2-1　起立姿勢の観察
後方からの観察。左後肢の着地位置が正中に入っている。右図の●印付近が，正常の左後肢の着地位置である。

歩行の評価

歩行の様子について主観的な方法もしくは客観的な方法で評価をすることが，患肢の特定や状態把握につながる。主観的な方法では特別な装置を必要とすることもなく実施することが可能だが，どんなに経験豊富な獣医師が評価者であったとしても，跛行が重度でかつ各評価者がそれぞれ独自の尺度を使用しない限り，主観的評価法と客観的な評価では一致度が低いと報告されている[12]。

● 歩行の主観的な評価

歩行を評価する主観的な方法としては，数値評価尺度（numerical rating scale：NRS）および視覚的アナログ尺度（visual analog scale：VAS）が使用されている。

NRSは，跛行をスコア0〜5の6段階で評価する方法[5]や跛行度0〜4の5段階で評価する方法[9]，グレード1〜6の6段階で評価する方法[13]などが使われている。

跛行スコアによる6段階評価[5]
0：臨床的に正常である
1：かろうじて検出できる跛行
2：軽度の跛行
3：中程度の跛行
4：重度の跛行（速歩の際に負重ができない）
5：重度の跛行（立位の際に負重ができていない）

跛行度による5段階評価[9]
0：跛行が認められない／四肢に負重が出来ている
1：部分的な体重移動を伴う軽い微妙な跛行
2：部分的な体重移動を伴う明らかな跛行
3：間欠的な体重負荷による明らかな跛行
4：体重をかけない完全な跛行

グレードによる6段階評価[13]
1：歩行時は正常だが，速歩時に体重移動と軽度の跛行が認められる
2：評価に慣れている獣医師からみて軽度の体重負荷のある跛行が認められる
3：頭部を上下に動かしている跛行が認められる
4：体重負荷のある著しい跛行が認められる
5：つま先立ち（体重負荷が軽度）の跛行が認められる
6：体重負荷が出来ていない跛行が認められる

なお，これらの評価を行う際には，歩行時と速歩時とで分けて評価を行うのがよい。

VASは，ラインを100 mm引き，左側には「健常」と記し，その位置から右側に向かって歩行可能であった距離をmm単位で記録する[6,12]。

NRSやVAS以外にも，歩行の様子を動画撮影し，スローモーションで評価することで，歩様異常を観察することも可能である。歩行時の頭部の上下運動や四肢の着地時間，着地幅，尾の振りなどが観察ポイントである。

● 歩行の客観的な評価

客観的な評価方法として床反力計（フォースプレート）が用いられている[9]。主観的な方法にくらべると，跛行診断に精通している獣医師でなくとも比較的容易に評価が可能である。しかし，測定時の動物の歩くスピードによっても結果が異なるため，動物のハンドリング技術が必要となる。

また，階段の上り下りや障害物をまたぐなどの日常生活で必要になる歩行能力の評価は難しく，比較的広い測定スペースと専用の装置を準備する必要もある。他の評価法として，6分間の歩行テスト（6MWT）は，心肺予備能の機能評価として人で使用されており，犬においても健常な犬と肺疾患の犬で6MWTを実施することで肺機能を客観的に評価

している[14]。その報告によると，健常な犬での歩行距離は522.7 ± 52.4 m，肺疾患の犬では384.8 ± 41.0 mであった[14]。そのため，肺疾患を除外している症例に対して6MWTを実施することで，健常犬と比較して症例がどの程度歩行可能な状態なのかを評価できると考えられる。しかし，フォースプレートと同様に測定時のハンドラーの歩行速度や犬のやる気によって結果が異なる可能性が考えられるため，その点は注意したい。

近年，加速度計や角速度センサ（ジャイロセンサ）などの動きを検知する慣性センサを掲載したデバイスが歩行の評価に使われている[15]。その中に，犬の脚へ装着し歩行特性を客観的に計測するシステム（GaitKeeper）がある。このシステムについては，犬の臨床的に関連する歩行異常を特定するのに十分な精度で優れた感度と再現性が報告されている[16]。今後，歩行評価に使用可能なデバイスが開発されることで，客観的評価がより容易になると期待されている。

痛みの評価

痛みを評価することは，リハビリテーションを実施するにあたり重要である。しかし正確な痛みの評価もまた困難である[17]。痛みは，手術後の生体の生理的反応と考えられる急性痛と，損傷の程度とは関係なく疼痛が継続する慢性痛に分類され，それらの痛みを認識する助けとして様々な痛みのスケールが開発されている。

● 痛みの評価ツール

痛みの評価方法としては，単純な一次元スケール（単純な記述式や数値的評価）と複合スケール（疼痛の感覚的および感情的要素を評価することを目的とした質問を組み込んだ，行動観察がベースとなる複合尺度）があり，前者はより主観的な疼痛評価法と考えられるが，シンプルで有用なツールでもある[18]。2000年のアメリカでの調査によると，約半数の動物病院が日常的に痛みのスケールを使用していると報告している[19]。また使用しているツールについては，コロラド州立大学の考案した痛みの尺度（CSUペインスケール）が37％と最も多く，ついで数値評価（NRS）が17％，簡略版グラスゴー疼痛スケール（short form of the Glasgow Composite Measure Pain Scale：CMPS-SF）が12％であった[19]。

CSUペインスケール

アメリカのコロラド大学が考案したCSUペインスケール（犬用：表2-2[20]，猫用：表2-3[21]）は，NRSの側面と複合行動観察を組み合わせたもので，スケール内で説明されている痛みの各レベルで認められる動物の体位と表情を例示している。このような視覚的な手掛かりの存在が日常での使用に最適であると考えられている[19]。また，脛骨高平部水平化骨切り術後の犬の疼痛評価において，CSUペインスケールの有用性についても報告されている[22]。

NRS

NRSは痛みをスコアリングするための迅速なツールとみなされており，0（痛みなし）から10（最も痛い）で記録する[23]。NRSは評価者の経験にも影響されるが，一貫して使用していくことで痛みの評価として有用な補助的ツールになる可能性がある[19]。

CMPS-SF

CMPS-SFはイギリスのグラスゴー大学が考案したスケールであり（犬用[24]，猫用[25]），臨床現場で迅速かつ確実に適応できるよう，6つの項目で計30個の選択肢から状態にあわせて選択をしていく。犬では6つの項目で最大24点，もしくは運動性の評価（項目Bの内容）が困難な場合には最大20点となる。24点中6点以上，もしくは20点中5点以上で鎮痛薬の使用が推奨されている。猫では7つの項目で最大20点であり，20点中5点以上で鎮痛薬の使

表2-2 犬用のCSUペインスケール

犬が覚醒しているときの反応を観察する。下記のチェック項目のほかにも、触診時に痛みを示したり熱感・緊張を示す部位がある場合や特記事項がある場合には別途記載する。
参考文献20より引用・改変

痛みのスコア	外見の例	身体と行動上の徴候	触診に対する反応性	身体のこわばり
0		□休息時に快適そうにしている □幸せ、満足そうにしている □創傷部位/手術部位を気にしていない □周囲に興味がある、または好奇心旺盛な様子である	□創傷部位/手術部位、または他の部位に対する触診に対して痛みを示さない	最小
1		□休息時に不快そうにしている □やや落ち着きがない様子、もしくは落ち着かない様子 □創傷部位/手術部位を気にしやすい様子 □耳が垂れていたり、心配そうな表情（眉毛がアーチ状になったり目つきが鋭い様子）がみられる □呼ばれても反応したがらない様子 □人や周りとの交流に消極的	□創傷部位/手術部位、その他の身体部位への触診に対して、周囲を見回したり、たじろいだり、鳴き叫んだりして反応する	軽度
2		□休息時に不快そうにみえる □飼い主がいないときに、鳴いたり、創傷部位を舐めたりすることがある □垂れ耳、心配そうな表情（眉をひそめ、目を細めている） □手招きされても反応しない □人や周囲の環境と関わりたがらないが、周囲を見回して何が起こっているかを確認している	□たじろぐ、鳴きわめく、ガードするもしくは引き離そうとする	軽度から中程度 （鎮痛管理計画の再評価が必要）
3		□落ち着きがなく、鳴いたり、うめき声をあげたり、噛んだりする様子や、人がみていないときに創傷部位を噛む様子 □体重配分をずらして（肢を引きずるなど）体位をかばう様子 □体の一部もしくは全体を動かすことに消極的な反応を示す	□あまりの痛みで動けない場合や無表情な場合には、反応が微妙などにある（目の動きや呼吸数の増加など）もしくは、鋭い叫び声や唸り声をあげたり、噛みついたり、噛みそうとしたりと劇的な反応をみせる	中程度 （鎮痛管理計画の再評価が必要）
4		□人がみていないときに常にうめき声や叫び声をあげている □創傷部位を噛んだりしゃぶったりすることがある □周囲に反応しないことがある □痛みから気をそらすのが難しい	□痛みのない触診に対しても鳴く（触診過敏、ウィンドアップ、または痛みが悪化することを恐れている可能性がある） □触診に対して積極的に反応する可能性がある	中程度から重度 痛みを回避するための硬直がみられることがある （鎮痛管理計画の再評価が必要）

第1章　リハビリテーション学の基礎

表2-3　猫用のCSUペインスケール

猫が覚醒しているときの反応を観察する。下記のチェック項目の以外にも、触診時に痛みを示したり熱感・緊張を示す部位がある場合や特記事項がある場合には別途記載する。
参考文献21より引用・改変

痛みのスコア	外見の例	身体と行動上の徴候	触診に対する反応性	身体のこわばり
0		☐人がみていないときに静かで快適そうにしている ☐休息時に快適そうにしている ☐周囲に興味がある、または好奇心旺盛な様子である	☐創傷部位／手術部位、または他の部位に対する触診に対して痛みを示さない	最小
1		☐徴候は微弱なことが多く、病院では容易に検出できないが、自宅で飼い主が検出する可能性が高い ☐自宅での最も初期の徴候は、引きこもったり普段の習慣が変化することである ☐病院内では、快適そうにしていたり、少し落ち着かない様子がみられる ☐周囲に無関心だが、何が起こっているのか見回している様子	☐創傷部位／手術部位に対する触診に反応したり反応しなかったりする	軽度
2		☐反応性の低下がみられ、孤独をもとめるようになる ☐大人しくなって、眼の輝きが失われる ☐丸くなって横になるか、丸まって座っている（4本の肢すべてを体より下に入れ、肩を丸め、頭を抱える、尻尾は体にやや低く、尻尾は体に沿わせてくるりとしている） ☐被毛が荒れていたり、毛羽だっているようにみえる ☐痛みのある部位や、気になる部位を集中的に毛づくろいしている ☐食欲が減退し、フードに興味を示さない	☐痛みのある部位を触診をされたり、攻撃的に反応したり、近づかれたりすると、逃げようとする ☐痛みのある部位を避けて、撫でられると元気になることもある ☐痛みのある部位で、注目されることに寛容で、撫でられると元気になることもある	軽度から中程度 (鎮痛管理計画の再評価が必要)
3		☐人がみていないときに常に鳴き声をあげている ☐創傷部位を噛んだりしゃぶったりすることもあるが、放っておくと動こうとしない	☐痛みのない触診に対しても鳴く（触診過敏、ウィンドアップ、または痛みが悪化するのを恐れている可能性がある） ☐触診に対して積極的に反応し、あらゆる接触に対して、避けようとする反応が強くみられる	中程度 (鎮痛管理計画の再評価が必要)
4		☐前傾姿勢 ☐周囲に反応しない、もしくは周囲に気づかない可能性があり、痛みから気をそらすのが困難である ☐ケアを受け入れるようになる（攻撃的な猫や野良猫であっても寛容になる）	☐触診に反応しないことがある ☐痛みを避けるために硬直することがある	中程度から重度 痛みを回避するための硬直がみられることがある (鎮痛管理計画の再評価が必要)

22

表2-4　HCPIの質問項目
参考文献28をもとに作成

質問項目
項目1：愛犬の気分
非常に警戒している［0］／警戒している［1］／警戒も無関心でもない［2］／無関心［3］／非常に無関心［4］
項目2：愛犬の遊びに参加する意欲
非常に意欲的［0］／意欲的［1］／消極的［2］／非常に消極的［3］／まったく意欲がない［4］
項目3：愛犬が鳴いたり，鳴き叫んだりするような声で訴えることについて
まったくない［0］／ほとんどない［1］／時々ある［2］／よくある［3］／とてもよくある［4］)
項目4：愛犬が歩くことを喜んでいるか
非常に喜んでいる［0］／喜んでいる［1］／不本意な様子［2］／非常に不本意な様子［3］／まったく歩かない［4］
項目5：愛犬が速足（トロット）することを喜んでいるか
非常に喜んでいる［0］／喜んでいる［1］／不本意な様子［2］／非常に不本意な様子［3］／まったく速足しない［4］
項目6：愛犬が襲歩（ギャロップ）することを喜んでいるか
非常に喜んでいる［0］／喜んでいる［1］／不本意な様子［2］／非常に不本意な様子［3］／まったく襲歩しない［4］
項目7：愛犬がジャンプする（例えば，車に乗る，ソファに座る）ことを喜んでいるか
非常に喜んでいる［0］／喜んでいる［1］／不本意な様子［2］／非常に不本意な様子［3］／まったくジャンプしない［4］
項目8：愛犬が横になる際の容易さ
非常に容易［0］／容易［1］／簡単でも困難でもない［2］／困難［3］／非常に困難［4］
項目9：愛犬が横になった状態から立ち上がるときの容易さ
非常に容易［0］／容易［1］／簡単でも困難でもない［2］／困難［3］／非常に困難［4］
項目10：長い休息後の愛犬の動きの困難さ
決してない［0］／ほとんどない［1］／時々ある［2］／しばしばある［3］／頻繁にもしくは常にある［4］
項目11：激しい運動後の愛犬の動きの困難さ
決してない［0］／ほとんどない［1］／時々ある［2］／しばしばある［3］／頻繁にもしくは常にある［4］

用が推奨されている[26]。

その他の評価スケール

その他評価スケールとして，避妊手術後の疼痛管理における鎮痛薬の違いを検討した報告[27]では，Dynamic interactive visual analogue scale：DIVAS（動物が感じている疼痛のレベルと，創傷部位の触診を行い評価し，10 cmコアリングラインを用いて採点）と，メルボルン大学の疼痛評価システム：UMPS（触診や活動性，精神状態，姿勢，触診時の発声等の反応について評価しスコアリングする）を使用している。

●慢性痛の評価

慢性痛の評価では，飼い主の評価による方法が主流である。現在，使用されているツールとしては，特定の行動を記述した単純なスケールから，広範囲な自由記述評価まで様々である。犬の健康に関連したQOLを評価するために，ヘルシンキ慢性痛指数（HCPI）[28]や犬のLOAD質問票（リバプール大学犬変形性関節症調査）などが使用されている。HCPIは変形性関節症に対する慢性痛を評価するツールであり，11の質問項目を各0～4点で評価，合計0～44点で評価をする。質問内容は**表2-4**[28]のとおりである。

第 1 章　リハビリテーション学の基礎

他にも，歩行への意欲，起き上がり動作などについて評価する[28]。

これらの評価法の他に，日本においても「動物のいたみ研究会」から犬の急性痛スケールや犬慢性痛判定シートが公開されている。

関節可動域の評価

●関節可動域（ROM）

関節可動域（ROM）は体の各関節が生理的に可動することが可能な最大範囲を角度で示すもので，動物が痛みや違和感を示さない範囲で最大屈曲角度，最大伸展角度を測定し評価する。ROM を測定することで，関節に異常が無いかどうかを調べることが可能である。

ROM の測定にはゴニオメータが用いられており，X 線写真から測定する方法と良好な相関がラブラドール・レトリーバーと猫において報告されている[29,30]。その他に，フレンチ・ブルドックの報告[31]や，ジャーマン・シェパード・ドッグ，ラブラドール・レトリーバー，ゴールデン・レトリーバー，ベルジアン・シェパード・ドッグ・マリノア，ロットワイラー，ボクサー，ドーベルマンの7犬種を比較した報告がある[32]。7犬種の膝関節を比較した結果では，ROM は犬種によって差が認められた[32]。体重や筋肉量が ROM の測定結果に最も大きく影響する因子として考えられている[32]。また人の理学療法士における習熟度の違いによる ROM 測定の誤差に関する調査では，習熟度が上がるにつれて誤差が減少した[33]。習熟度が低いうちは複数回の測定を行うことで，誤差を小さくすることが可能である[33]。

●ROM の測定方法

手根関節，肘関節，肩関節，足根関節，膝関節，股関節の屈曲，伸展角度の測定方法におけるランドマークについて**表2-5**に示す[29-31,34]。また過去の報告[29-32]による各関節の最大屈曲角度，最大伸展角度，関節可動域の平均値一覧を**表2-6**に示す[29-32]。

測定する際には，動物を横に寝かせ，痛みを伴うと考えられる関節を含む患肢を最後に測定し，手根もしくは足根関節から近位に向かって測定を行う。はじめから患肢を測定することで，痛みによってその後の測定が困難になることがある。患肢と対側肢の ROM を比較することで，評価をする。

表2-5　手根関節，肘関節，肩関節，足根関節，膝関節，股関節の屈曲，伸展角度の測定方法におけるランドマーク
参考文献 29〜31，34 をもとに作成

関節	中心	計測軸	屈曲測定	伸展測定
手根関節	手根関節の中央部	第3・4中手骨の長軸 橈骨，尺骨の縦軸		

次ページへつづく

表2-5 手根関節，肘関節，肩関節，足根関節，膝関節，股関節の屈曲，伸展角度の測定方法におけるランドマーク（つづき）

参考文献29～31，34をもとに作成

関節	中心	計測軸	屈曲測定	伸展測定
肘関節	上腕骨外側上顆	橈骨，尺骨の縦軸		
		上腕骨の縦軸		
肩関節	上腕骨の棘下筋付着部	上腕骨の縦軸		
		肩甲棘		
足根関節	腓骨の遠位端	第3・4中足骨の長軸		
		脛骨の縦軸		
膝関節	大腿骨外側上顆	脛骨の縦軸		
		大腿骨の縦軸		
股関節	大腿骨大転子	大腿骨の縦軸		
		大腿骨の大転子に交わる寛骨の長軸		

第1章 リハビリテーション学の基礎

表2-6 犬と猫の各関節の最大屈曲角度，最大伸展角度，関節可動域の平均値
参考文献29〜32をもとに作成

		ラブラドール・レトリーバー[29]	フレンチ・ブルドッグ[31]	猫[30]	ジャーマン・シェパード・ドッグ[32]	ラブラドール・レトリーバー[32]	ゴールデン・レトリーバー[32]	ベルジアン・シェパード・ドッグ・マリノア[32]	ロットワイラー[32]	ボクサー[32]	ドーベルマン[32]
手根関節	屈曲	32	32	22							
	伸展	196	204	198							
	ROM	164	172	176							
肘関節	屈曲	36	50	22							
	伸展	165	174.5	163							
	ROM	129	124.5	141							
肩関節	屈曲	57	51.5	32							
	伸展	165	160	163							
	ROM	108	108.5	131							
足根関節	屈曲	39	39.5	21							
	伸展	164	188	167							
	ROM	125	148.5	146							
膝関節	屈曲	42	58.5	24	34	37.6	34.1	29.3	34.1	39.1	29.8
	伸展	162	173	164	151	157	156	156	154	159	164
	ROM	120	114.5	140	117	119.4	121.9	126.7	119.9	119.9	134.2
股関節	屈曲	50	58.5	33							
	伸展	162	180	164							
	ROM	112	121.5	131							

すべて参考値

筋肉量の評価

筋萎縮は損傷後に一般的であり，筋肉量および筋力の回復はリハビリテーションの主な目標の1つである．人では筋肉量と筋力は比例するといわれており[35]，筋力の測定には筋力計が用いられているが[36,37]，動物での使用は困難である．そのため，動物では筋肉量を測定することで筋力を評価する．

●筋肉量の測定

筋肉量の主観的な評価については，立位で両肢を同時に触診し左右差の有無を評価する．より客観的な方法として，CT検査や超音波検査で筋肉の厚みを測定することが可能だが，麻酔やCT装置などの専用の機器が必要となるため，あまり実用的ではない[38]．実用的な測定としてはメジャーを使用して四肢の周囲長を測定することで筋肉量を評価する[39]．

測定に使用するメジャーにも様々なものがあるが，その違いや測定者により測定値に差が出るため，一貫して同じメジャーを使用し，そして同一人物が測定するとよい[40]．また測定者の期待感によっても周囲長に人為的な偏りが出ることがあるため[41]，張力バネが付いたメジャー（図2-2）を使用し，同じ張力で測定するのがよい．測定部位は統一されているわけではなく，様々な位置で測定されている[39]．測定する際には，骨のランドマークを確認

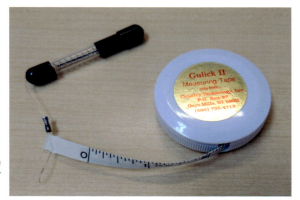

図2-2 張力バネ付きのメジャー
小型の張力バネが付いており、測定時に邪魔にならず、張力を一定にした状態を確認しながら目盛りを確認することが可能である。

表2-7 各部位の測定位置とランドマーク
参考文献 39, 42 をもとに作成

測定部位	近位のランドマーク	遠位のランドマーク	測定位置
大腿部	大腿骨の大転子	外側種子骨	近位から70％
下腿部	脛骨粗面	腓骨の外果	脛骨粗面の近位
上腕部	上腕骨の棘下筋付着部	上腕骨外側上顆	近位から2/3
前腕部	上腕骨外側上顆	尺骨茎状突起	中間地点

して測定部位を決めていく。

　例えば大腿部については、大転子と外側種子骨を確認してその長さを測り、大転子から70％の位置で測定することが推奨されており、横臥位で後肢を伸展させた状態で、大転子から50％の位置で測定するよりも技術的にも容易で信頼できると報告されている[42]。測定した50％の位置と70％の位置とでは周囲長の値が異なり、また後肢の伸展と屈曲とでも値が異なる[42]。そのため、測定部位についても少なくとも施設内で統一するべきである。参考として周囲長を測定するために確認する骨のランドマークと測定位置について表2-7に示す[39,42]。

● マッスルコンディションスコア（MCS）

　周囲長の測定の他にも筋肉量の評価としてMCS（表2-8）[43]が使われている。MCSは側頭骨、肩甲骨、腰椎、骨盤の目視検査と触診で評価する。検証中のシステムではあるが[43]、猫[44]ならびに犬[45]において有用性が示されている。馬においては、馬用筋萎縮スコアリングシステム（MASS）が開発され、その有用性が検討されている[46]。今後、BCSや疼痛スケールのような筋肉評価ツールが一般的になるかもしれない。

表2-8 マッスルコンディションスコア

参考文献43より引用・改変

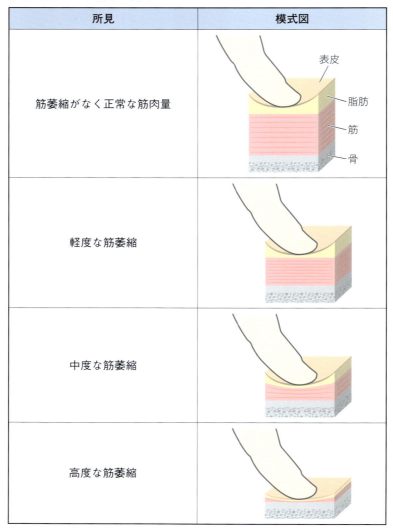

所見	模式図
筋萎縮がなく正常な筋肉量	
軽度な筋萎縮	
中度な筋萎縮	
高度な筋萎縮	

参考文献

1) 畠　昌史，藤野雄次編集．理学療法は主訴から始まる：そのとき理学療法士はこう考える　第1版．医学書院，2017，pp4-5．
2) Santarossa A, Parr JM, Verbrugghe A. The importance of assessing body composition of dogs and cats and methods available for use in clinical practice. J Am Vet Med Assoc 251(5), 2017, 521-529.
3) Mawby DI, Bartges JW, d'Avignon A, et al. Comparison of various methods for estimating body fat in dogs. J Am Anim Hosp Assoc 40(2), 2004, 109-114.
4) German AJ, Holden SL, Moxham GL, et al. A simple, reliable tool for owners to assess the body condition of their dog or cat. J Nutr 136(7), 2006, 2031S-2033S.
5) Impellizeri JA, Tetrick MA, Muir P. Effect of weight reduction on clinical signs of lameness in dogs with hip osteoarthritis. J Am Vet Med Assoc 216(7), 2000, 1089-1091.
6) Ashan Thishanka Liyanage, Nirujan Beno Ramesh, Harsha Ariyarathna. Owner-misperception of Canine Body Condition Reduces After Using a Five-point Body Condition Score Chart: A Study of 95 Large-Sized Purebred Dogs. Top Companion Anim Med 50, 2022, 100677.
7) Cheryl RK, Darryl LM, Joseph PW. Canine Anatomy. In: Canine Rehabilitation and Physical Therapy 2nd ed. Darryl LM, David L eds. Saunders. 2014, pp42-43.
8) Cole GL, Millis D. The effect of limb amputation on standing weight distribution in the remaining three limbs in dogs. Vet Comp Orthop Traumatol 30(1), 2017, 59-61.
9) David L, Caroline PA, Anna B. In: Conceptual Overview of Physical Therapy Veterinary Medicine, and Canine Physical Rehabilitation: Canine Rehabilitation and Physical Therapy 2nd ed. Darryl LM, David L eds. Saunders, 2014, p26.
10) Phelps HA, Ramos V, Shires PK, et al. The effect of measurement method on static weight distribution to all legs in dogs using the Quadruped Biofeedback System. Vet Comp Orthop Traumatol 20(2), 2007, 108-112.
11) Hyytiäinen HK, Mölsä SH, Junnila JT, et al. Use of bathroom scales in measuring asymmetry of hindlimb static weight bearing in dogs with osteoarthritis. Vet Comp Orthop Traumatol 25(5). 2012, 390-396.
12) Quinn MM, Keuler NS, Lu Y, et al. Evaluation of agreement between numerical rating scales, visual analogue scoring scales, and force plate gait analysis in dogs. Vet Surg 36(4), 2007, 360-367.
13) Chris Z, Brittany JC. Locomotion and Athletic Performance In: Canine Sports Medicine and Rehabilitation 2nd ed. Chris Z, Janet VD eds. Blackwell, 2018, pp34.

14) Swimmer RA, Rozanski EA. Evaluation of the 6-minute walk test in pet dogs. *J Vet Intern Med* 25(2), 2011, 405-406.
15) Yashari, J.M.; Duncan, C.G.; Duerr, F.M. Evaluation of a novel canine activity monitor for at-home physical activity analysis. *BMC Vet. Res.* 2015, 11, 146.
16) Ladha C, O'Sullivan J, Belshaw Z, et al. GaitKeeper: A System for Measuring Canine Gait. *Sensors (Basel)* 17(2), 2017, 309.
17) Dohoo SE, Dohoo IR. Postoperative use of analgesics in dogs and cats by Canadian veterinarians. *Can Vet J* 37(9). 1996, 546-551.
18) Flecknell P. Analgesia from a veterinary perspective. *Br J Anaesth* 101(1), 2008, 121-124.
19) Costa RS, Hassur RL, Jones T, et al. The use of pain scales in small animal veterinary practices in the USA. *J Small Anim Pract* 64(4), 2023, 265-269.
20) Canine Acute Pain Scale. Colorado State University. https://vetmedbiosci.colostate.edu/vth/wp-content/uploads/sites/7/2020/12/canine-pain-scale.pdf, 参照 2024-9-20
21) Feline Acute Pain Scale. Colorado State University. ttps://vetmedbiosci.colostate.edu/vth/wp-content/uploads/sites/7/2020/12/feline-pain-scale.pdf, 参照 2024-9-20
22) Reader RC, McCarthy RJ, Schultz KL, et al. Comparison of liposomal bupivacaine and 0.5% bupivacaine hydrochloride for control of postoperative pain in dogs undergoing tibial plateau leveling osteotomy. *J Am Vet Med Assoc* 256(9), 2020, 1011-1019.
23) Gruen ME, Lascelles BDX, Colleran E, et al. 2022 AAHA Pain Management Guidelines for Dogs and Cats. *J Am Anim Hosp Assoc* 158(2), 2022, 55-76.
24) Short form of the Glasgow Composite Measure Pain Scale. https://wsava.org/wp-content/uploads/2020/01/Canine-CMPS-SF.pdf, 参照 2024-9-20
25) Glasgow Feline Composite Measure Pain Scale: CMPS - Feline. https://wsava.org/wp-content/uploads/2020/01/Feline-CMPS-SF.pdf, 参照 2024-9-20
26) Reid J, Scott EM, Calvo G, et al. Definitive Glasgow acute pain scale for cats: validation and intervention level. *Vet Rec.* 180(18), 2017, 449.
27) Hernández-Avalos I, Valverde A, Ibancovichi-Camarillo JA, et al. Clinical evaluation of postoperative analgesia, cardiorespiratory parameters and changes in liver and renal function tests of paracetamol compared to meloxicam and carprofen in dogs undergoing ovariohysterectomy. *PLoS One* 15(2), 2020, e0223697.
28) Hielm-Björkman AK, Rita H, Tulamo RM. Psychometric testing of the Helsinki chronic pain index by completion of a questionnaire in Finnish by owners of dogs with chronic signs of pain caused by osteoarthritis. *Am J Vet Res.* 70(6), 2009, 727-734.
29) Jaegger G, Marcellin-Little DJ, Levine D. Reliability of goniometry in Labrador Retrievers. *Am J Vet Res* 63(7), 2002, 979-986.
30) Jaeger GH, Marcellin-Little DJ, Depuy V, et al. Validity of goniometric joint measurements in cats. *Am J Vet Res* 68(8), 2007, 822-826.
31) Formenton MR, de Lima LG, Vassalo FG, et al. Goniometric Assessment in French Bulldogs. *Front Vet Sci* 13; 6, 2019, 424.
32) Sabanci SS, Ocal MK. Comparison of goniometric measurements of the stifle joint in seven breeds of normal dogs. *Vet Comp Orthop Traumatol* 29(3), 2016, 214-219.
33) 秋月 千典, 山口 和人, 荒井 智康, ほか. 関節可動域測定の測定誤差に習熟度が与える影響. 理学療法学 Supplement Vol.44, 2016-2017, Suppl. No.2(第52回日本理学療法学術大会 抄録集), セッションID P-ED-02-3, 1698.
34) 枝村一弥. 運動器のアセスメント. In: 犬と猫のフィジカルアセスメント. 鯉江 洋監. 緑書房, 2020, p265.
35) 西村行秀. 現在のリハビリテーション医療. 岩手医学雑誌 74(6), 2023, 215-221.
36) Wadsworth CT, Krishnan R, Sear M, et al. Intrarater reliability of manual muscle testing and hand-held dynametric muscle testing. *Phys Ther* 67(9). 1987, 1342-1347.
37) 杉田 翔, 藤本 修平, 小向 佳奈子. 安価な簡易的徒手筋力計を用いた膝伸展筋力における再現性の高い測定条件：一般可能性理論を用いた検者間・検者内信頼性及び絶対信頼性の検討. 地域理学療法学, 2023, 21-30.
38) Erlandson M, Lorbergs A, Mathur S, et al. Muscle analysis using pQCT, DXA and MRI. *Eur J Radiol* 85. 2016, 8.
39) Kim AY, Elam LH, Lambrechts NE, et al. Appendicular skeletal muscle mass assessment in dogs: a scoping literature review. *BMC Vet Res* 18(1), 2022, 280.
40) Baker SG, Roush JK, Unis MD, et al. Comparison of four commercial devices to measure limb circumference in dogs. *Vet Comp Orthop Traumatol* 23(6), 406-410.
41) Maylia E, Fairclough J A, Nokes LD, et al. Can Thigh Girth Be measured Accurately? A Preliminary Investigation. *J Sport Rehabil* 8(1), 1999, 43-49.
42) McCarthy DA, Millis DL, Levine D, et al. Variables Affecting Thigh Girth Measurement and Observer Reliability in Dogs. *Front Vet Sci* 30; 5, 2018, 203.
43) WSAVA Nutritional Assessment Guidelines Task Force Members; Freeman L, Becvarova I, Cave N, et al. WSAVA Nutritional Assessment Guidelines. *J Small Anim Pract* 52(7), 2011, 385-396.
44) Michel KE, Anderson W, Cupp C, et al. Correlation of a feline muscle mass score with body composition determined by dual-energy X-ray absorptiometry. *Br J Nutr* 106. 2011, S57-9.
45) Freeman LM, Michel KE, Zanghi BM, et al. Evaluation of the use of muscle condition score and ultrasonographic measurements for assessment of muscle mass in dogs. *Am J Vet Res* 80(6), 2019, 595-600.
46) Herbst AC, Johnson MG, Gammons H, et al. Development and Evaluation of a Muscle Atrophy Scoring System (MASS) for Horses. *J Equine Vet Sci* 110, 2022, 103771.
47) Song RB, Basso DM, da Costa RC, et al. Adaptation of the Basso-Beattie-Bresnahan locomotor rating scale for use in a clinical model of spinal cord injury in dogs. *J Neurosci Methods* 268, 2016, 117-124.
48) Levine GJ, Levine JM, Budke CM, et al. Description and repeatability of a newly developed spinal cord injury scale for dogs. *Prev Vet Med* 89(1-2), 2009, 121-127.

第1章 リハビリテーション学の基礎

3 飼い主へのインフォーム

リハビリテーションの原則とベネフィット

リハビリテーションとは「再び適した状態になる」という意味である[1]。人では医療の本質である「命を救う」だけでは不十分であり、機能や障害を治療する必要が生じ、その治療方法としてリハビリテーション医学・医療が生まれてきた[1]。

医療としてのリハビリテーションの原則としては早期診断、早期加療であり、その効果は強度と容量に依存する[1]。後述するが、リハビリテーション治療にも副作用や危険性がある[1]。リハビリテーションは患者が落ち着いてから実施するものでもなく、徐々に進めればよいということでもない[1]。

リハビリテーションは適切に実施することで動物の機能や障害を改善させることが可能である。リハビリテーションとして運動機能の改善を目的に実施する理学療法については、多くの場合には術後管理の一環として実施されることがあるが[2]、その他にも手術前[2]や手術とは関係なく老犬に対しても実施される[3]。これらリハビリテーションのベネフィットは多くあるが、その一例は以下のとおりである[2,3]。

- 動物や飼い主が手術後に必要な運動について理解できる
- 手術に備えて筋力や関節の安定性、受容感覚の改善など物理的に準備する
- 手術による炎症や腫れ、痛みを軽減させる
- 創傷治癒を促進させ瘢痕形成を促す
- 早期の体重負荷を促し、筋萎縮を防ぐ
- 関節可動域を維持、回復させることで関節の拘縮を防ぐ
- 筋肉の質を向上させる
- バランス感覚や受容感覚を回復させる
- 自宅内での移動を容易にする
- 食事や排泄時の姿勢を維持できる
- 段差や階段の上り下りに苦労しない
- 肥満の防止

リハビリテーションのリスク

リハビリテーションを実施する上で重要なのは、動物の状態を悪化させないことである。リハビリテーションは前述したとおり早期介入をするため、いわゆる急性期から取り組むことになる。

●安全性とリスク管理

人では、急性期リハビリテーションの中止基準が定められている[4]。また安全管理（リスクマネジメント）への取り組みが人医療の臨床現場を中心に積極的になされており、医療事故の防止を主な目的としたリスク管理の徹底が重要視されている[5]。

一方で、動物リハビリテーションにおいては、犬の胸腰部椎間板ヘルニア症例で術後における早期水中療法の安全性についての報告[6]がある程度で、安全性に関する研究はほとんどされていない。

リハビリテーションに関連して生じる有害事象によって、症例動物の機能予後悪化や飼い主満足度の低下、それらに伴う診療施設に対する不信感、スタッフの負担増大、訴訟など様々な問題が生じる。リハビリテーションに関連して生じる可能性のある

表3-1 リハビリテーションに伴って生じ得る問題とリハビリテーションのリスクの一例

リハビリテーションに伴う問題		リハビリテーション自体のリスク	
合併症	リハビリテーションの対象となる疾患の増悪・再燃	転倒・転落	筋力低下
	リハビリテーションの対象となる疾患から二次的に発生する合併症		薬物による影響
	疾患から続発する合併症		バランス障害
	新規に発生する合併症		環境要因
事故	診察台からの転落		意識障害
	窒息	循環	循環動態の悪化
	熱傷		不整脈
	点滴やドレーンなどのチューブ抜去		心停止
感染	多剤耐性菌		心不全増悪
	人獣共通感染症		肺塞栓
		呼吸	呼吸不全，チアノーゼ
			呼吸停止
		血糖値の変化	低血糖・高血糖

問題やリスクの一例を表3-1に示す。これらの問題などが生じないように，対象動物の情報をしっかりと収集し，どういったリスクがあるのかを考えることが大切である。また，バイタルサインの測定や合併症，事故が発生してしまった際の対応についてもスタッフ間で共有し，適切に実施できるようにしておくことも大切である。

筆者は人医療で活躍している理学療法士とリハビリテーションにおけるリスク管理について話をしたことがあるが，リスクを怖がりすぎてしまうのも，リハビリテーションの効果を弱め，患者の状態を悪化させてしまうことにつながりかねないということであった。やはり重要なのはリスクを予想し，それに対処できるように準備をした上でリハビリテーションに取り組むことである。

リハビリテーションの実施期間

リハビリテーションの実施期間について，一概に「この疾患の場合には半年必要」など，ある程度の期間を示すことは非常に困難である。同じ疾患でも，症例動物によって症状や重症度が異なる。また飼い主によっても改善目標が異なるため，リハビリテーションがどの程度必要になるのかは症例によって異なる。

手術後の早期のリハビリテーション

手術後のリハビリテーションについては，術後48時間以内に冷却療法やマッサージ，受動的関節可動域運動などを実施することで，痛みの軽減や関節可動域の改善，炎症の減少など，早期に正常な機能に戻るのに役立つと報告されている[7]。

前十字靭帯断裂症例に対して実施される脛骨高平部水平化骨切り術後にリハビリテーションを実施した群と，実施しなかった群で機能回復について調査した報告[8]によると，リハビリテーションを実施した群の方が，実施しなかった群よりも，術後8週目で完全な歩行ができる可能性が1.9倍高いという結果であった。一方で，リハビリテーションを実施せずにケージレストとリードによる歩行制限を実施し

ていた群では，術後8週目に歩行機能が不十分と評価される可能性が2.9倍高い結果であった[8]。

これらの報告から，術後のリハビリテーションの介入時期が早いほど，機能回復が早いことが分かる。しかし，リハビリテーションを早期に実施すれば確実に改善するということではないので注意が必要である。脛骨高平部水平化骨切り術後の検討[8]においても，術後8週目にリハビリテーションを実施した群において，わずかだが歩行機能が不十分と評価された症例が存在する。なお術後6カ月と術後1年における比較では有意差は認められていない[8]。

●神経疾患に対するリハビリテーション

椎間板ヘルニアなどの神経疾患においては，なおさら回復までの期間は症例により異なる。胸腰部椎間板ヘルニアで術後3カ月経過後も改善が認められない症例に対して，入院環境下で神経リハビリテーション多剤併用療法（運動療法・電気刺激療法・カリウムチャネル遮断薬の投与：NRMP）を実施した報告[9]によると，深部痛覚のある症例では100％が平均47日で歩行可能となり，深部痛覚のない症例では78％が平均62日以内に脊髄反射運動が認められている。

同様のリハビリテーションについて，集中神経リハビリテーション（INR）と称し，術後7日以内に実施した報告[10]によると，深部痛覚のある症例ではINRを実施した症例のうち99.4％が75日以内に退院し歩行が可能となり，INRを実施しなかった症例では歩行可能となったのは75.8％であった。深部痛覚の無い症例では，深部痛覚が回復した症例はINR実施で33.2％（最長90日以内），INRを実施しなかった場合21％であった。また歩行が可能となったのはINR実施で58.5％，未実施で32.6％であった[10]。疾患の重症度によっても回復程度が異なるが，リハビリテーションの実施頻度や強度によってもその効果が異なる。

●実施期間に関する飼い主へのインフォーム

リハビリテーションの実施期間がどの程度必要なのか，予測することは困難ではあるが，先が全くみえない状況で継続することは飼い主に不安感を与え，途中でリハビリテーションを中止してしまうことにつながる。

リハビリテーションで大切なのは，最終目標に向けてまずは実現可能な小目標を立て，それに対してプログラムを立案して実施をしていくことである。そして定期的にリハビリテーションの効果を評価し，その小目標の到達度を把握しながら進めていくことが大事である。1つ小目標を達成したら，次の小目標を立て，それに対して再度プログラムを立案，実施していく。それを繰り返し，最終目標達成を目指していく。そうすることで，飼い主も現状を把握でき，先を予想しやすくなることで，リハビリテーションを継続してもらいやすくなる。

参考文献

1) 西村行秀. 現在のリハビリテーション医療. 岩手医学雑誌 74 (6). 2023, 215-221.
2) Sharp B. Feline physiotherapy and rehabilitation: 1. principles and potential. J Feline Med Surg. 2012;14(9):622-632.
3) Christopher F, Brittany JC, Margret L, et al. Canine Geriatric Rehabilitation: Considerations and Strategies for Assessment, Functional Scoring, and Follow Up. Front Vet Sci 25; 9. 2022. 842458.
4) Tomoko S, Tetsuya J, Chisato H, et al. Cancellation Criteria of Acute Rehabilitation: Rehabilitation Risk Management. Prog Rehabil Med 29; 4. 2019. 20190013.
5) 前田真治. リハビリテーション医療における安全管理・推進のためのガイドライン. Jpn J Rehabil Med 44. 2007. 384-390.
6) Mojarradi A, De Decker S, Bäckström C, et al. Safety of early postoperative hydrotherapy in dogs undergoing thoracolumbar hemilaminectomy. J Small Anim Pract 62(12). 2021. 1062-1069.
7) Renee S. Rehabilitation in the first 48 hours after surgery. Clin Tech Small Anim Pract 22(4). 2007. 166-170.
8) Laura SR, James LC. Safety and functional outcomes associated with short-term rehabilitation therapy in the post-operative management of tibial plateau leveling osteotomy. Can Vet J 56(9). 2015. 942-946.
9) Ângela M, Débora G, Ana C, et al. Functional Neurorehabilitation in Dogs with an Incomplete Recovery 3 Months following Intervertebral Disc Surgery: A Case Series. Animals (Basel) 11(8). 2021. 2442.
10) Ângela M, Débora G, Ana C, et al. A Controlled Clinical Study of Intensive Neurorehabilitation in Post-Surgical Dogs with Severe Acute Intervertebral Disc Extrusion. Animals (Basel) 11(11). 2021. 3034.

第2章
飼い主に指導可能な手技

1. 冷却療法
2. 温熱療法
3. マッサージ療法
4. 他動的関節可動域運動
5. 補助下での自動運動
6. 自動運動

第2章 飼い主に指導可能な手技

1 冷却療法

目的・効果

　冷却療法は軟部組織や関節の損傷を治療・管理する目的で、何世紀にもわたり実施されてきた。とくに手術後急性期の治癒期間に行われることが多く、鎮痛効果や炎症、腫れ、浮腫の軽減を目的に実施される[1]。また、組織の温度を下げることで、代謝や浮腫の形成、筋肉のけいれん、疼痛を軽減させる効果が期待できる[2,3]。そのため、手術後急性期の他にも運動後にも適応となる。

禁忌

　これまでに治療部位に凍傷歴がある場合には適応を避ける。冷やすことにより蕁麻疹の反応を示した症例や、局所性や全身性の血管障害、体温調節機能障害の症例に対しても禁忌である。なお、感覚能が低下している症例や若齢、老齢動物への施術では、冷やし過ぎに対する生体の反応が遅れる可能性がある。気づかないうちに過冷却による凍傷を起こすリスクが高いため、注意が必要である。

知っておくべき機能形態学

　冷たいものを皮膚に直接当てると、皮膚表面と深部組織の両方の温度が低下する[1]（図1-1）[4]。とくに皮膚表面に関しては急速な冷却が認められ、深部組織では緩やかな冷却が生じる。これは、熱が高い方から低い方へ伝達するためである。また、組織の厚さが増すほど熱が組織を介して伝達するのに必要な時間も増加する。とくに脂肪組織については、熱の伝導率と熱の拡散率が骨格筋などの他の組織と比較して低い[5]。

　組織温度が-10℃を下回ると細胞が破壊され

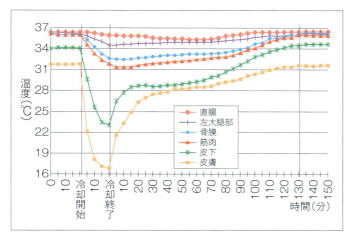

図1-1　右大腿部に冷却ジェルパックを20分間添付した前後における犬の各組織の温度変化

深部組織ほど温度の低下は緩やかとなり、冷却終了後の復温についても異なることが報告されている。
参考文献4より引用・改変

る[6]。冷却療法を実施した際の皮膚表面温度は報告[1,3,4,7]によって異なるが、一番低い温度で4〜5℃であり、皮膚表面の凍傷には注意が必要だが組織の損傷を引き起こす可能性は低い。

冷却することで痛みが軽減するのは、冷却によって疼痛閾値や疼痛耐性が増加し、皮膚温度の低下とともに神経伝達速度が低下することが示唆されてい る[8]。しかし、その作用機序についてはまだ完全には解明されていない。その他に、人のアスリート選手におけるスポーツ中の冷却療法に関する系統的レビュー[9]によると、冷却療法により、筋力の低下など運動能力に悪影響を与える可能性があることが示唆されている。そのため、冷却療法を実施するタイミングについても注意したい。

手技

● 施術時間

冷却療法の施術時間としては一般的に10〜20分間である。施術時間が10分間よりも20分間の方がより組織温度の低下を示す報告[1]もあり、症例の状況を確認しながらも、冷却療法の効果を最大限に期待するのであれば20分間の施術がよいだろう。施術頻度としては、損傷後48時間以内の場合には1日に6回前後、その他は1日に2回前後を目安として、症例の状態に応じて決めていく。

● 施術方法

施術方法としては、冷却ジェルパックや砕いた氷、砕いた氷に水やアルコールを混ぜたもの、冷却循環装置の使用、冷水浴などが挙げられる[1,2,7,10,11]。冷却ジェルパックと砕いた氷、冷却装置の3種による皮膚温の変化を調べた報告[11]によると、砕いた氷を用いた場合で、より急速に冷却が可能であった。また氷の量と接触面積の違いを検討した報告[7]では、氷の量が少ない場合、接触面積を増やしても冷却効果の向上は認められていない。

人のリハビリテーションでは、砕いた氷を使用する場合には少なくとも0.6 kgの氷の使用が推奨されているが[7]、動物に対する報告は見当たらない。実際の診療施設で容易に実施できる方法としては、冷却ジェルパックもしくは砕いた氷を袋に入れて使用するのがよいだろう（**図1-2**）。なお、**図1-2**で用いた約15 cm四方のジッパー付き袋に、全自動製氷機で作製したクラッシュアイスを最大量入れた場合の重量は約0.5 kgであった。少なくとも、

図1-2 冷却ジェルパック（右）と砕いた氷を袋に入れた氷嚢（左）
左は約15 cm四方のジッパー付き袋にクラッシュアイスを入れたもの。ジッパーが閉められる範囲内で氷を最大量入れた場合、重量は約0.5 kgであった。

第2章　飼い主に指導可能な手技

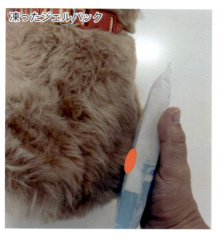
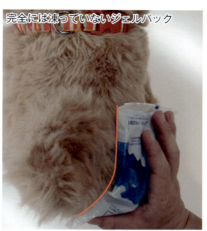

図1-3　凍った冷却ジェルパックと完全には凍っていない冷却ジェルパックを使用した場合の比較
凍った冷却ジェルパック（左）では皮膚と点（オレンジ）で接触するが，完全には凍っていないもの（右）では面で接触することができるため（オレンジ線），より大きな冷却効果が得られる。

施術する時間内で氷がすべて溶けてしまい冷却効果がなくなってしまうことがないように，注意が必要である。もし，施術中に氷がすべて溶けてしまい，冷却効果が弱くなる場合には，新しいものを使用する必要があるので，あらかじめ予備を準備しておいた方がよいだろう。

● 冷却材の選択

冷却材のサイズは，対象となる動物の大きさにあわせて，施術したい部位をしっかりと覆うものを選択するようにする。このとき，冷凍したジェルパックや板状の氷を使用すると，皮膚に点でしか接触することができないため，冷却効果が弱くなる。そのため症例の皮膚に面で接触できるように，完全には凍っていない柔らかい状態の冷却ジェルパックや砕いた氷を使用する（図1-3）。またタオルや布を巻いて皮膚へのダメージを抑えることも大切である。特に初めの5～10分間は皮膚の反応をしっかりと確認しながら施術をする。

自宅での実施

自宅において冷却療法を実施してもらうことは，そう多くはないかもしれない。散歩やアジリティーなど，運動後に急性の関節痛が疑われる場合などに実施をする。なお，その際には飼い主へ施術時間や頻度，施術方法について，しっかりと指導しておくべきである。特に凍傷などの皮膚の変化については，飼い主にとって判断が難しいかもしれない。冷却療法を20分間実施することで，皮膚が赤みを帯びるのが正常な反応であるが，蒼白や白色になっている場合には，冷却したことによる組織損傷が疑われる。被毛もあるため，皮膚の色を確認しにくいが，被毛を分けるようにして皮膚の色を直接確認するよう指導する。そして，少しでも皮膚の色調が変だと感じたら，すぐに施術を中止して動物病院を受診するように指導をしておく。飼い主によっては，どのくらいの頻度で皮膚を確認したらよいのか悩むこともあるが，その場合には，2～3分おきをめどに確認してもらうよう伝えるとよいかもしれない。

冷却ジェルパックとして保冷剤を用いることが可能だが，保冷剤の種類によっても，表面の素材が異なる。固い素材や軟らかい素材など，手触りも保冷材によって異なるため，少しでも柔らかく，動物が固さなどに違和感を示さないものを選択するとよい。最近は減っているが，一部の保冷剤にはエチレングリコールが含まれている可能性がある。誤食による中毒の危険性があるため，保冷剤にエチレングリコールが含まれている場合，もしくは成分が不明な場合には使用を避ける。

研究報告紹介

犬の前十字靱帯断裂症例に対して脛骨高平部水平化骨切り術を実施した症例に対して，手術前と手術直後の1回，もしくは手術後6時間間隔で計4回，それぞれ冷却療法を実施し，脛骨部の周囲長や関節可動域，跛行スコア，疼痛スコアについて評価検討した報告[12]によると，冷却療法を実施しなかった群と比較して，頻度は異なるが冷却療法を実施した2群では，手術24時間後に関節可動域が有意に改善し，疼痛スコアが低い結果であった。また手術10日後には，冷却療法を実施した2群では跛行スコアも有意に低かった。なお，冷却療法を実施した2群間での有意な差は認められていない。そのため，手術後に冷却療法を頻回に実施しなくとも，手術前と手術直後にしっかりと冷却療法を実施することで同様の効果が得られ，より臨床で実践的に実施できると著者らは述べている。

参考文献

1) Ralph P. Millard, Heather A. Towle-Millard, David C. Rankin, James K. Roush. Effect of cold compress application on tissue temperature in healthy dogs. *Am J Vet Res* 74(3), 2013, 443-447.
2) Bleakley CM, McDonough SM, MacAuley DC. Cryotherapy for acute ankle sprains: a randomised controlled study of two different icing protocols. *Br J Sports Med* 40, 2006, 700-705.
3) Bugaj R. The cooling, analgesic, and rewarming effects of ice massage on localized skin. *Phys Ther* 55, 1975, 11-19.
4) Akgun K, Korpinar MA, Kalkan MT, et al. Temperature changes in superficial and deep tissue layers with respect to time of cold gel pack application in dogs. *Yonsei Med J* 45, 2004, 711-718.
5) Otte JW, Merrick MA, Ingersoll CD, et al. Subcutaneous adipose tissue thickness alters cooling time during cryotherapy. *Arch Phys Med Rehabil* 83, 2002, 1501-1505.
6) Gage AA. Cryo Corner: What Temperature Is Lethal for Cells?. *J Derm Surg Oncol* 5, 1979, 459-460.
7) Janwantanakul P. The effect of quantity of ice and size of contact area on ice pack/skin interface temperature. *Physiotherapy* 95, 2009, 120-125.
8) Algafly AA, George KP. The effect of cryotherapy on nerve conduction velocity, pain threshold and pain tolerance. *Br J Sports Med* 41(6), 2007, 365-369.
9) Pritchard KA, Saliba SA. Should Athletes Return to Activity After Cryotherapy? *J Athl Train* 49(1), 2014, 95-96.
10) Myrer JW, Measom G, Fellingham GW. Temperature changes in the human leg during and after two methods of cryotherapy. *J Athl Train* 33(1), 1998, 25-29.
11) 坂本雅昭, 渡辺純, 増永正幸, ほか. 寒冷療法と皮膚温の変化―3種類の冷却方法での比較―. 理学療法科学 14(1), 1999, 25-28.
12) Von FN, Duerr F, Fehr M, et al. Comparison of two cold compression therapy protocols after tibial plateau leveling osteotomy in dogs. *Tierarztl Prax Ausg K Kleintiere Heimtiere* 45(4), 2017, 226-233.

第2章　飼い主に指導可能な手技

2 温熱療法

目的・効果

温熱療法は，痛みの軽減や治癒促進，関節のこわばりや筋肉拘縮の軽減を目的に行われており[1]，血行促進，神経筋機能，代謝機能，結合組織への効果が期待できる。また，運動前の筋肉や靱帯，腱の柔軟性（伸張性）向上などウォーミングアップとしても実施される。

禁忌

急性炎症期に実施すると，腫れや痛み，発熱，機能消失を悪化させ，炎症を助長させることになるため，損傷の急性期への温熱療法は推奨されない[2]。また，出血部位や開放創，腫瘍にも実施しない。冷却療法と同様，施術部位に感覚障害が認められる場合には，特に注意をする。

知っておくべき機能形態学

● 温熱の生理的効果

加温することで，血管拡張と温められた組織の代謝率が増加することで血流量が増加する[3]。血流量が増加することで治癒促進や代謝物の速やかな排出を可能とする。代謝率は体温が10℃上昇すると2～3倍に増加する[4]。体温が39～43℃に上昇することで代謝の活性が認められ，温度が1℃上昇するにつれ酵素活性が13％増加し，45℃まで増加し続ける。しかし，45℃を超えると蛋白質の変性が始まり活性が低下し，50℃になると完全に停止する[4]。

痛みの緩和については，神経受容体の代謝活動の変化により起こると考えられている[2]。神経伝達速度は体温が1℃上昇するごとに約2m/秒加速する[4]。しかし，このことが直接痛みの緩和に関与しているのか，臨床的な意味合いについてはまだ議論されている。

● 軟部組織に対する温熱の効果

筋肉や靱帯などの軟部組織の柔軟性向上について，それらを構成しているコラーゲンを温めてから伸展力をかけることでコラーゲンが変形し，その結果として組織が伸長され，冷却後も増加した長さの大部分を維持することができる[4]。一方で，温めずにコラーゲンを伸展すると，組織は変形し一時的には伸長するが，伸展力を除くと，その効果のほとんどが失われる[4]。

● 表層組織および深部組織に対する温熱の効果

腰部を温湿布により加温した際の表層（0.5 cm），中深部（1.0 cm），深部（1.5 cm）の体温変化について研究した報告[1]での各層の変化は図2－1のとおりであった。表在性の加温では，深さ1 cmの組織は通常3℃未満，2 cmの組織は1℃未満しか上昇しない[4]。そのため，深部の筋肉や靱帯には，温熱効果

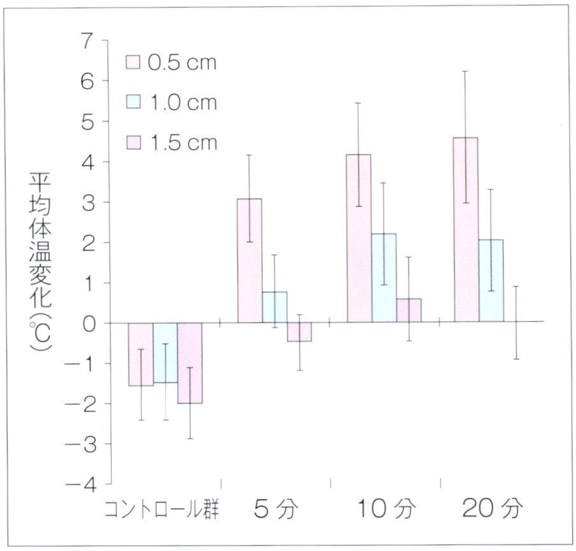

図2-1 腰部を温湿布により加温した際の表層(0.5 cm)，中深部(1.0 cm)，深部(1.5 cm)の体温変化

5分間の加温において表層では3℃程度の温度上昇が認められたが，深部は上昇していない。10分間の加温で深部も体温の上昇を認め，20分間の加温とは大きな変化は認められなかった。
参考文献1より引用・改変

が弱いことを理解する必要がある。深部組織に対して温熱効果を期待する場合には，超音波療法やレーザー療法が適応となる。

手技

温熱療法の施術時間は一般的に10〜20分間である。施術頻度としては，1日に2回前後を目安とし，症状や患部の状態に応じて増減させる。施術方法としては，ホットパックやパラフィン浴，温水浴，赤外線ランプなどが選択される。

●ホットパック（動画 2-2-1）

一般的に実施しやすいのはホットパックである。ホットパックとして使用できるものとして，医療用品として販売されているものの他に，保冷剤が使用可能であるが，それぞれ温め方には注意が必要である。とくに電子レンジで加熱する場合には，温めすぎによるホットパックの破裂に注意したい。また，温めすぎは動物に熱傷を負わせる可能性があるだけでなく，施術者も熱傷の心配がある。医療用品として販売されているものを使用する場合には，温め方など，注意書きをよく読んで使用する。

冬場など環境温が低い場所で使用する場合には，施術中にホットパックが冷えてしまい，十分な時間施術が出来ないこともある。その際には，あらかじめ温めておいたものを複数用意し，使用するまでは発砲スチロール箱で保管し，手元に置いておくことで解決できる（図2-2）。

●パラフィン浴

パラフィン浴では，パラフィン（ろう状の白色透明の固体）と鉱油を6：1もしくは7：1の割合で混合し，パラフィンの融解温度を54℃まで下げ，45〜50℃の温度に設定し，そこに患部全体が浸るようにして，パラフィンの被膜を形成させる[4]。パラフィンは熱伝導率が低いため熱傷を生じにくく，冷えにくい性質をもち，これを利用して人医療では手指や脚などの凹凸がある患部に使用されることがある。患部全体をしっかりと覆い温めることができるが，動物への使用は困難である。

●温水浴

温水浴については，動物に実施する際の水温の報告や基準などは見当たらない。水泳時における水温としては32〜33℃が推奨されている[5]が，あくまで

第2章　飼い主に指導可能な手技

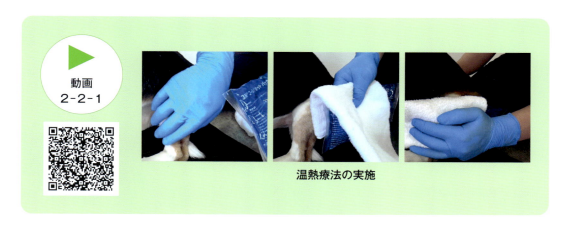
温熱療法の実施

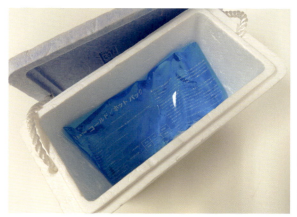

図2-2　予備のホットパックを発泡スチロール箱へ入れて保管する様子
施術中にホットパックが冷めてしまった場合に備えて予備のものを発泡スチロール箱などで保管しておく。

も水中で運動する際の水温であり，温水浴では浸るだけで運動は行わない。人の温水浴に関する研究では38〜42℃の水温で実施されている[6-8]。動物の様子をみながら，適時水温を調整することがよいだろう。なお，温水浴では，水圧による末梢血管の収縮が生じて血圧に影響を与えるため，施術する際には，循環器系に疾患がないことを確認するべきである。

● 赤外線ランプ

赤外線ランプでは，より広範囲を温めることが可能である。ランプは患部から30〜40 cm程度離れた位置で使用する[4]。施術者は，まずランプの下に手を置いて，温度が快適かどうかを確認する。その後，動物の患部にランプを当てていくが，その際に動物が動いてしまうと温熱の効果が薄れるため，動物が静止している必要がある。そのため，動物の状態によっては実施が困難なこともある。

自宅での実施

自宅で実施する際は，ホットパックが一番使用しやすいだろう。保冷剤が安価で，一番容易に入手できるかと思うが，温め方には注意が必要である。電子レンジで温める際，各家庭で使用している電子レンジのワット数も違い，また使用する保冷剤の大きさによっても必要な加熱時間は異なる。そのため，はじめのうちは10秒単位で温まり具合を確認しながら加熱してもらうよう伝えた方がよい。素材に

よっては，湯せんによって温めることも可能であり，湯せんの場合には保冷剤が破裂する心配がない。しかし，温める際のお湯の温度や時間が異なるため，その点も飼い主に自宅で調整してもらう必要がある。どちらにしても温めすぎは熱傷につながるため，飼い主が保持可能な温度で使用してもらう。また動物へ施術する際にも，タオルを活用して熱傷に気を付けながら，冷却療法と同様に，施術部位の皮膚の様子，赤みの程度を確認してもらう。施術部位を触った際に動物が少しでも気にする場合には中止するよう伝える。

その他，近年では動物に対して温泉浴が実施できる施設もある。動物病院からの紹介なしで実施できる施設もあるため，飼い主の希望により実施をしているケースもある。また温水浴は，自宅でも大きめの衣装ケースや湯船を活用することでも実施できるため，飼い主判断で実施している場合がある。そういった際には，動物病院スタッフが気づかないこともあるが，飼い主との会話の中で実施していることが分かった場合には，水温や動物の循環器など気を付けるべき点を説明できるようにする。

参考文献

1) Millard RP, Towle-Millard HA, Rankin DC, et al. Effect of warm compress application on tissue temperature in healthy dogs. *Am J Vet Res* 74(3), 2013, 448-451.
2) Nanneman D. Thermal modalities: heat and cold. A review of physiologic effects with clinical applications. *AAOHN J* 39, 1991, 70-75.
3) Minson CT, Berry LT, Joyner MJ. Nitric oxide and neurally mediated regulation of skin blood flow during local heating. *J Appl Physiol* 91, 2001, 1619-1626.
4) Ludovica D, Kristinn H, David L, et al. Superficial Thermal Modalities In: Canine Rehabilitation and Physical Therapy 2nd ed. Darryl L. Millis, David Levine eds. Saunders, 2014, pp.322-326.
5) Nganvongpanit K, Boonchai T, Taothong O, et al. Physiological effects of water temperatures in swimming toy breed dogs. *Kafkas Univ Vet Fak Derg* 20, 2014, 177-183.
6) 汪清，田村照子，永井伸夫，ほか．冷涼環境下における足部温水浴が身体に及ぼす影響．繊維製品消費科学 60（11），2019，1016-1024.
7) 飯山準一，堀切豊，川平和美，ほか．温水浴の腎機能に与える影響について．日本温泉気候物理医学会雑誌 66（2），2003，85-90.
8) 西川向一，村上恵子．温水浴が肩部の筋組織のかたさに及ぼす影響．人間工学 36，2000，318-319.

第2章 飼い主に指導可能な手技

3 マッサージ療法

目的・効果

マッサージ療法は軟部組織を体系的に操作し，怪我の予防，機能維持，痛みの緩和を促進する治療法であると定義されている[1]。

獣医療では特に馬のスポーツ医学において，競走馬のパフォーマンス向上のための補助療法として用いられている[2]。その他に，術後の腫れや浮腫，癒着の軽減，変形性関節症や癌などの慢性疼痛の緩和，筋肉の拘縮（疲労などにより意図せずに筋肉が収縮している状態や筋肉のコリ）や筋緊張（筋の伸長に対する受動的な抵抗）の緩和，二次的な筋肉損傷の治療，心を落ち着かせる効果，柔軟性と関節可動域の改善などが効果として挙げられる[3,4]。

禁忌

感染症などの皮膚病変がある部位や発熱，ショック状態を示す場合には避ける。また局所性の腫瘍性病変や急性炎症部位に対しては直接施術せずに，その周囲に施術するようにする。攻撃的な動物に対して施術をする場合や，過度の反応を示す動物には不適応となる[3,4]。

知っておくべき機能形態学

マッサージ療法は，様々な機械的，生化学的，生理学的，心理的経路を介して全身効果を誘発すると考えられている[5]。単一の独立したメカニズムではなく，メカニズムの組み合わせによってマッサージの効果が得られていると考えられている[6]。マッサージによって，筋肉が機械的に伸び，筋の緊張が低下し柔軟性が高まり，瘢痕組織も動員され柔らかくなることで組織間の動きを維持する[3]。

●マッサージの圧力と効果

マッサージは細胞間質の圧を増加させ，それが静脈やリンパの流れを促進する[7]。またマッサージによる手の圧力の違いが組織ごとの圧力差を生じる。圧力が高い場合には古い間質液や老廃物を押し流し，圧力が低い場合には新しい間質液を引き込む（**図3-1**）。そのため，四肢から中枢循環系に液体を戻すためにも，遠位から近位方向にマッサージをするのがよい[3]。そのため，体表の筋肉（**図3-2**）[8]やリンパの流れ（**図3-3**）[8]について理解しておくことは，マッサージの方向や流れについて考える際に有用である。

●マッサージの生理学的な作用

生理学的には，マッサージによるセロトニンの放出と，血清コルチゾール値の低下が痛みの緩和と相関していると考えられている[9]。セロトニンは，慢性疼痛に関連する神経伝達物質の活性を低下させることで，疼痛調節において重要な役割を担っている[4]。またドーパミン放出を刺激し，鎮静効果や幸福感を促進，ノルエピネフリン値を調節し不安も減少させる[4]（**図3-4**）[10]。

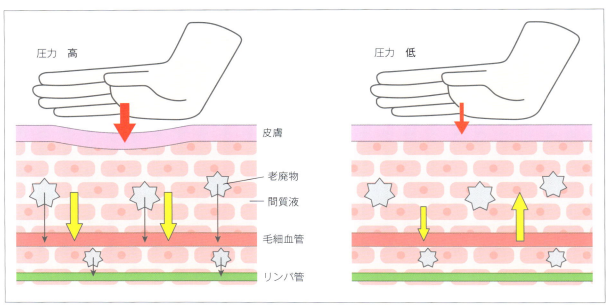

図3-1　圧力による効果の違い
手の圧力が高い場合（左）には古い間質液や老廃物を毛細血管やリンパ管に押し流す効果を生じる。
手の圧力が低い場合（右）には新しい間質液を引き込む効果がある。

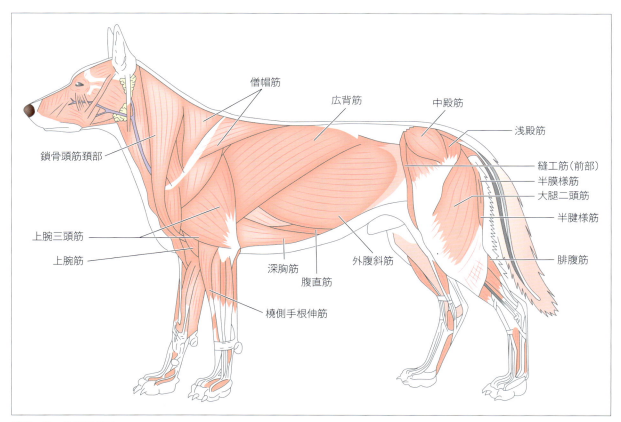

図3-2　体表の筋肉
参考文献8より引用・改変

第 2 章 飼い主に指導可能な手技

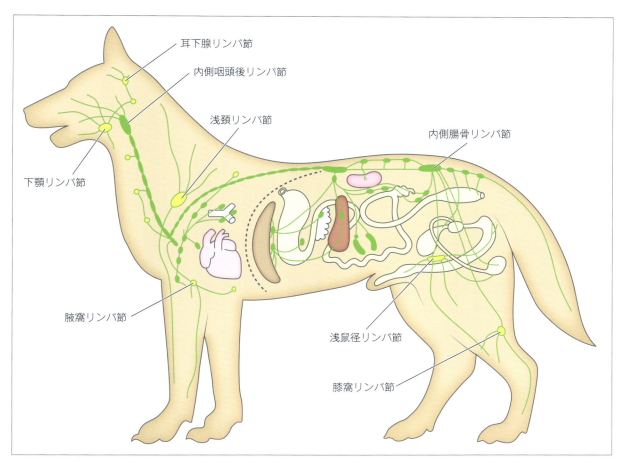

図3-3　全身のリンパの流れとリンパ節の分布
参考文献8より引用・改変

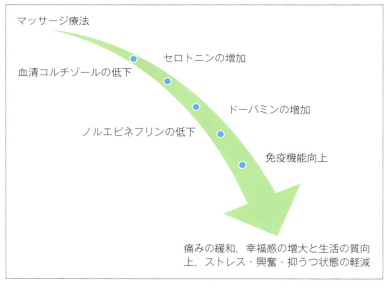

図3-4　マッサージによる生理的な作用
参考文献10より引用・改変

●筋肉の性質とマッサージの関係

身体の組織は流体の特性である粘性と，固体の特性である弾性の両方を示す[3]。粘性とは，粘土のような可塑性をもつ物体の硬さであり，速い速度の外力に対してはその抵抗性が増す。弾性とは，バネのような力のことで，引き伸ばされたときに意識して力を出さなくても縮もうとする力である。このような粘性と弾性を併せもつ組織の性質を粘弾性と呼ぶ。

筋肉などの粘弾性組織に急激な負荷や大きな力が加わると，その硬さは増加する。そのため，マッサージを行う際には，組織に急激な負荷や大きな力を加えず，ゆっくりと力を加えるように施術することが重要である[3]。

マッサージの手技

マッサージを行う際のポイントとしては，動物，施術者ともにリラックスとした環境で実施するべきである。そのため，動物に対して威圧的にならないように，可能な限り動物と同じ目線で施術するとよい。マッサージで大切なことは適度な圧力である。圧力が強すぎると動物はその違和感により落ち着きをなくすが，圧力が弱いとマッサージの効果が弱くなる。

また個体ごとに性格や，筋肉のこわばりなど身体の状態によっても適切な圧力は異なる。そのため，弱い圧力での施術から開始し，少しずつ圧力を高めていき，動物の表情や呼吸数などを注意深く観察しながら適度な圧力を探るようにする。はじめの慣れていないうちは，いきなり動物に対して施術するのではなく，協力者の腕などで圧力を確かめながら練習することで，適切な力加減をつかむことができる。

マッサージ手技としては「ストローク」「エフルラージュ」「コンプレッション」「フリクション」「パーカッション」が挙げられる[7]。その他にも「ニーディング」や「スキンローリング」などの手技も報告されている[4]。

●ストローク（図 3-5，動画 2-3-1）

マッサージを開始する際には，まずは動物へ合図を送り，落ち着かせる。人の手のひらは手の甲にくらべると温かいので，緊張している動物に触れる際，いきなり手のひらで触れると熱が伝わることで驚かせてしまう場合がある。そのため，まずは手の甲で動物に軽く触れてからはじめるとよい。

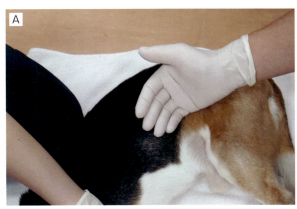 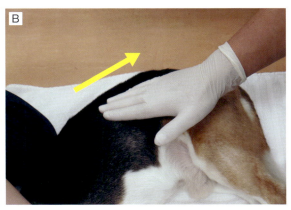

図3-5　ストローク
手のひらよりも温度の低い手の甲で動物に軽く触れ（A），開始の合図を送る。
次に手のひら全体でやさしくゆっくりと頸部から臀部，体軸から肢端に向かって弱い圧力で撫で，動物の様子を確認しながら圧力を高めていく（B）。

第2章　飼い主に指導可能な手技

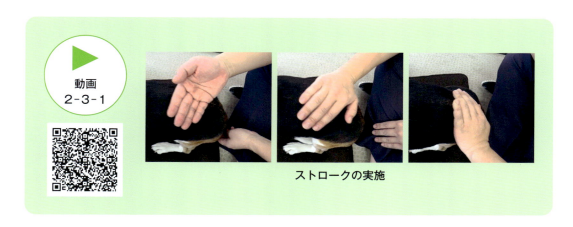

ストロークの実施

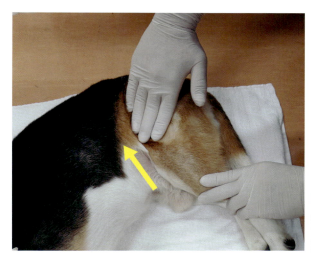

図3-6　エフルラージュ
指全体を使って，両手でリズムよく交互に撫でる。
マッサージを行う部位と範囲にもよるが，10～30秒程度で
動物の様子を確認しながら実施する。

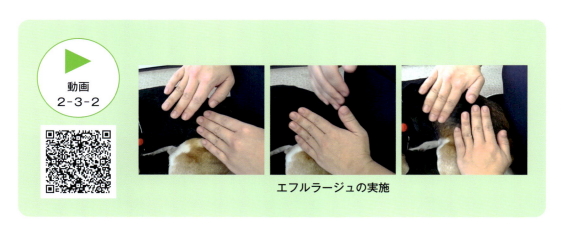

エフルラージュの実施

　動物の毛並みに沿って，手のひら全体でやさしくゆっくりと頸部から臀部に向かって，そして体軸から肢端へ向かって撫でていく。はじめは弱い圧力で動物の様子を確認し，中程度の圧力へと高めていく。
　組織の評価や動物の不安の軽減，リラックス効果を期待して実施する。

● エフルラージュ
（図3-6，動画2-3-2）

　指全体を使い，また大型犬や施術する部位が広い場合には手のひら全体を使い，ストロークと同様の圧力で撫でていく。ストロークと違い，動物の体か

ら施術者の手が離れる時間がなく，両手でリズムよく交互に撫でる。毛並みに沿わせたり，逆らうようにしたりしながら，筋肉を温める，もしくは老廃物をリンパ節へ流し込むイメージで実施する。

腫れや浮腫，痛み，筋肉の緊張を軽減させる。また筋肉を伸ばし，組織間の可動性を改善することを目的に実施する。

● コンプレッション（図 3-7，動画 2-3-3）

手のひら全体もしくは指を使い行う。筋肉の緊張が認められる部位などに対して，その組織に圧力をかけていく。1 回あたり 15 秒ほど，移動せずに圧力をかける，またはゆっくりと円を描くように手のひらもしくは指を動かしていく。1 回の圧迫が終われば横に移動して再度圧迫をしていく。はじめは 2〜3 秒かけて圧力をかけていき，その後，圧を解除する際にも同様にゆっくりと行う。

炎症の副産物の除去を促進し，組織の可動性，伸展性，強度を高める。また筋肉の緊張と痛みを軽減し，リンパの流れを促進させることを目的に実施する。

● フリクション（図 3-8，動画 2-3-4）

すべての指を使い体表の広範囲に実施する方法（図 3-8A，B）と，親指を使い，対象となる部位に圧力をかけながら小さな回転運動を行う方法（図 3-8C）がある。どちらも皮下織を動かすイメージで皮膚をしっかりと動かしていく。同じ部位に対

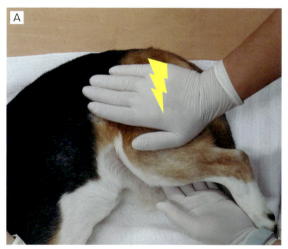
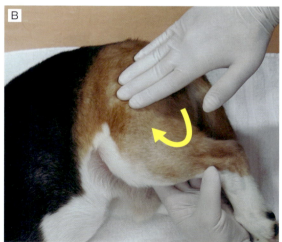
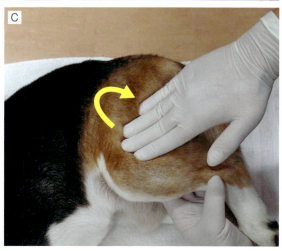

図 3-7　コンプレッション
1 回あたり 15 秒ほど，移動せずに圧力をかける（A），またはゆっくりと円を描くように手のひらもしくは指を動かしていく（B，C）。

第2章 飼い主に指導可能な手技

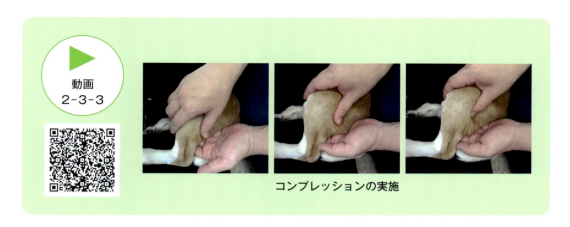
動画 2-3-3
コンプレッションの実施

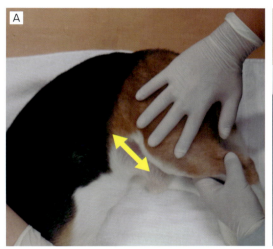

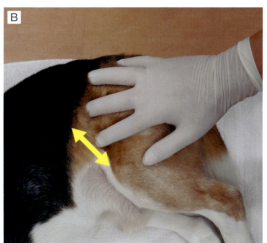

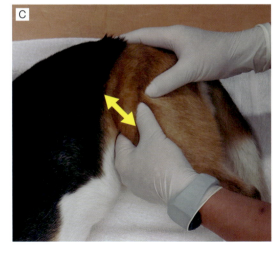

図3-8 フリクション
すべての指を使い体表の広範囲に実施する方法（A、B）と、親指を使い、対象となる部位に圧力をかけながら小さな回転運動を行う方法（C）がある。皮下織を動かすイメージで皮膚をしっかりと動かしていく。一カ所に集中して実施しないように、少しずつ移動させながら実施する。

して長時間実施せず、少しずつ移動させながら実施する。

皮下織の癒着を剥がし、可動性を向上させる。また局所循環を刺激することを目的に実施する。

● パーカッション
（図3-9，動画2-3-5）

臀部の筋肉など広範囲に施術する際に用いる。手をカップ状にし、手や指の縁でやさしく確実に患部

48

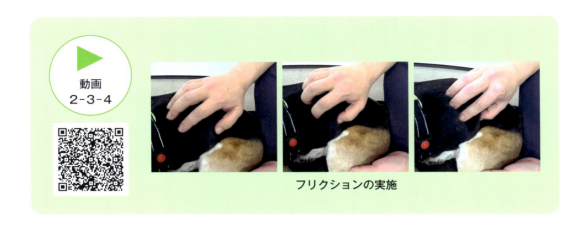

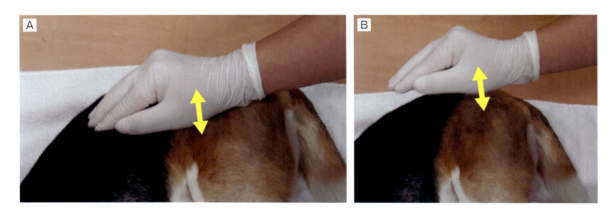

図3-9 パーカッション
手のひらで動物の体を叩くのではなく，あくまでも手をカップ状にすることで，空気を用いて圧を加えるイメージで実施する。

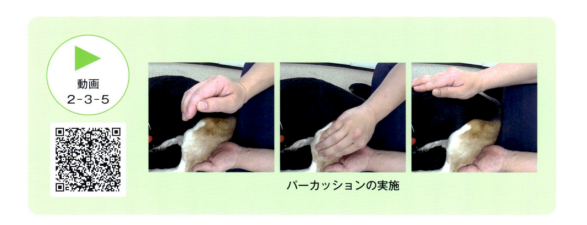

を叩くように施術する。手をカップ状にしているため，叩く際に空洞音（壁で囲まれた空間を空洞というが，その中で空気が振動する際に発生する音のこと）のような音が聞き取れるまで叩く。軽快にリズムよく実施するとよい。同じ場所を叩き続けることはなく，治療部位全体に対して移動しながら実施する。

局所循環や筋肉，腱の反射を刺激することを目的に実施する。

第2章 飼い主に指導可能な手技

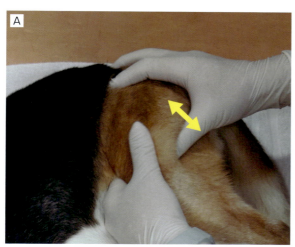
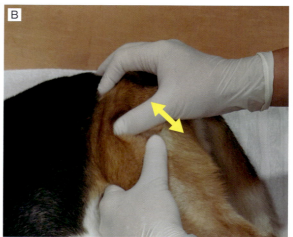

図3-10　ニーディング
施術範囲内で小刻みに指を動かし，圧力に強弱をつけながら実施していく。動物の様子をみながら実施し，疼痛反応などが現れないか注意する。

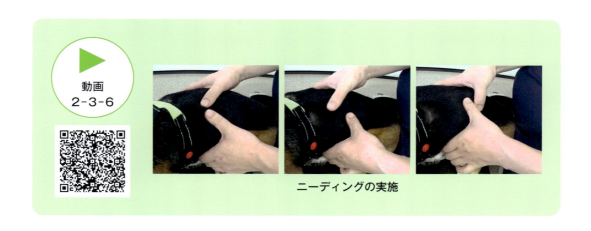

動画2-3-6

ニーディングの実施

● ニーディング
（図3-10，動画2-3-6）

　軟部組織とその下層に位置する骨に対して局所的に圧力をかける。なお，筋線維に沿うように，また圧をかけたり弱めたりしながら親指を交互に少しずつ移動させて実施する。中枢から末梢へ，末梢から中枢へ向かって施術するとよい。
　間質液の移動を促したり，筋肉の拘縮を緩和させる目的で実施する。

● スキンローリング
（図3-11，動画2-3-7）

　皮膚を引っ張るイメージでつまみ上げ，その状態で移動させていく。つまみ上げた皮膚の根元に親指を押し付けるようにし，親指以外の4本の指を使い動かしていく。4本の指は皮膚を下から上に持ち上げようとするイメージである。
　スキンローリングを実施する前に，他のマッサージ手技によって筋肉を温めてから行う。決して力を入れる必要はなく，皮膚上を滑るようなイメージで行う。
　皮膚と皮下織を分離させる目的で実施する。な

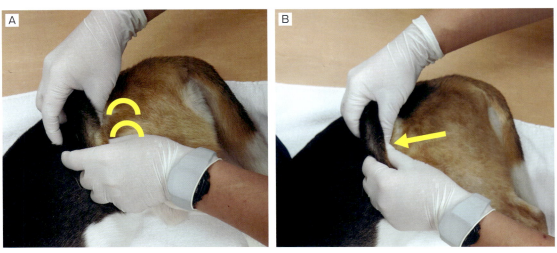

図3-11　スキンローリング
皮膚を引っ張るイメージでつまみ上げる(A)。つまみ上げた皮膚を把持したまま移動させていく(B)。

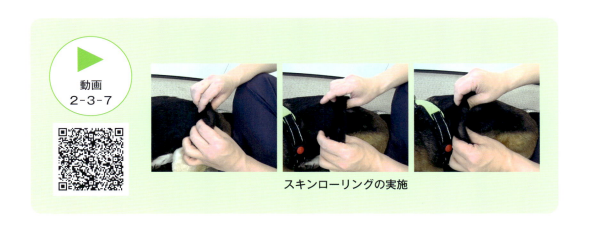

動画 2-3-7

スキンローリングの実施

お，筋膜リリースとしても実施される。

自宅での実施

　飼い主に自宅で実施してもらう際には，一度に様々な手技を伝えても理解が困難なため，まずはストロークやエフルラージュからはじめてもらうのがよい。動物の筋緊張が強い場合には，コンプレッションを加えるとよいだろう。マッサージに関しては，施術時間や1日の回数など決まったものはない。まずは動物と飼い主がリラックスできる時間帯に合わせて実施してもらい，動物の状態によっては1日3～5回と回数を増やしていく。

　施術に慣れないうちは，飼い主もマッサージをするぞ，と力んでしまうことがある。その飼い主のただならぬ気配を動物は感じ，緊張してしまう。マッサージはうまくできなかったとしても大きなトラブルにつながる可能性は低いため，怖がらずに，普段撫でているときと同じように，動物をやさしく撫でるような感覚でリラックスして施術してもらうように伝える。

第2章 飼い主に指導可能な手技

参考文献

1) Millard RP, Towle-Millard HA, Rankin DC, et al. Effect of warm compress application on tissue temperature in healthy dogs. *Am J Vet Res* 74(3), 2013, 448-451.
2) Nanneman D. Thermal modalities: heat and cold. A review of physiologic effects with clinical applications. *AAOHN J* 39, 1991, 70-75.
3) Minson CT, Berry LT, Joyner MJ. Nitric oxide and neurally mediated regulation of skin blood flow during local heating. *J Appl Physiol* 91, 2001, 1619-1626.
4) Ludovica D, Kristinn H, David L, et al. Superficial Thermal Modalities In: Canine Rehabilitation and Physical Therapy 2nd ed. Darryl L. Millis, David Levine eds. Saunders, 2014, pp.322-326.
5) Nganvongpanit K, Boonchai T, Taothong O, et al. Physiological effects of water temperatures in swimming toy breed dogs. *Kafkas Univ Vet Fak Derg* 20, 2014, 177-183.
6) 汪清, 田村照子, 永井伸夫, ほか. 冷涼環境下における足部温水浴が身体に及ぼす影響 繊維製品消費科学 60 (11), 2019, 1016-1024.
7) 飯山準一, 堀切豊, 川平和美, ほか. 温水浴の腎機能に与える影響について. 日本温泉気候物理医学会雑誌 66 (2), 2003, 85-90.
8) 愛玩動物看護師の教科書第1巻. 緑書房編集部編. 緑書房. 2021. p81.
9) 西川向一, 村上恵子, 温水浴が肩部の筋組織のかたさに及ぼす影響. 人間工学 36, 2000, 318-319.
10) Formenton MR, Pereira MAA, Fantoni DT. Small Animal Massage Therapy: A Brief Review and Relevant Observations. *Top Companion Anim Med*. 2017;32(4):139-145.

第2章 飼い主に指導可能な手技

4 他動的関節可動域運動

目的・効果

他動的関節可動域運動とは，関節が動く範囲内において，筋肉の収縮を伴わずに外部の力によって関節を動かす運動である。

関節の屈曲域と伸展域の維持または改善，筋肉や腱，靭帯の柔軟性の改善，神経や筋肉の感覚や機能の向上の一助として行われている[1,2]。また軟部組織と骨との癒合を防ぎ，滑液の動きを促進させる。また手術後早期から行うことで，痛みの緩和や回復率の向上にも役立つとされている[3]。

動物が自発的に関節を動かしたがらない場合や，慢性症例において自動的な関節可動域運動が困難な場合にも適応となる。一方で，他動的関節可動域運動を実施しても，筋萎縮の予防や筋力・持久力の増強など，自発的な筋収縮と同じ程度の循環補助の効果を得ることはできない。

禁忌

関節付近の不安定な状況の骨折，靭帯や腱損傷などの可動域運動により，さらなる損傷や不安定を引き起こす可能性のある場合には禁忌となる[2]。また関節の脱臼を起こしやすい症例や皮膚移植を受けたばかりの症例においても回数を減らすか実施しない[2]。その他にも，四肢を触れられることで痛みを強く示す症例には，鎮痛薬の使用などを考慮し，特に注意する。

知っておくべき機能形態学

●関節の構造

関節とは，2つ以上の骨が連結する部位のことを指す。関節は，骨と骨の間が関節腔によって隔てられる可動関節と，骨と骨が結合組織によって強固に連結した可動性の（ほとんど）ない不動関節に分けられる。

関節腔はコラーゲン線維で密に構成されている丈夫な線維膜と，線維膜の内側に存在し血管に富む滑膜から構成される関節包で囲まれている。内部にはヒアルロン酸に富む粘稠性のある関節液（滑液）が摩擦の軽減と関節軟骨への栄養供給のため満たされている。人の変形性関節症や関節リウマチの患者では，健常者の約半分以下まで関節液は減少し，関節リウマチの方が変形性関節症にくらべて著しく減少することが報告されている[4]。関節液中のヒアルロン酸の濃度や分子量の減少は，関節液の粘稠性を低下させる。それによって運動時の関節軟骨間の衝撃と摩擦の増大を引き起こし，関節軟骨の変性や破壊を助長させてしまう。

関節腔内の構造として，関節包や関節液の他に，一部の可動関節には関節の安定のために，靭帯や関節半月などの補助構造が認められる。

● 可動関節の動く方向と範囲

他動的関節可動域運動の対象となる可動関節については、その関節形状によっても関節が動く方向は異なる。そのため、安全に実施するためには、関節の可動方向や範囲について理解しておく必要がある。なお、疾患や症状によっては動物が痛みを感じないことで、本来の関節の可動範囲を超えた動きを示してしまうことがあるため注意が必要である。

他動的関節可動域運動に関係する前肢と後肢の主な関節と、その形状、動く方向については**表4-1**のとおりである[5]。なお、正常な関節可動域（最大伸展と最大屈曲の範囲）についてはp.24～26を参照してほしい。

球関節である股関節は3軸の運動（屈曲、伸展、内旋、外旋、内転、外転）が可能であり、その動きについては図4-1のとおりである。肩関節に関しては、上腕二頭筋腱や周囲を囲む筋群により強く可動が制限されているため、屈曲と伸展のみの蝶番関節として機能している。そのため、特に肩関節を外転させないように気を付ける（**図4-2**）。

● 関節面間の運動

関節の運動として、関節包内で生じる骨の関節面間の運動が認められる。一般的に関節を構成する骨の構造としては一方が凸で、もう一方が凹の曲面状の形状となっている。凸側を関節頭、凹側を関節窩という。関節が運動する際、骨が動くことにより関節頭が関節窩の面上を転がる動き（転がり運動）や、関節頭が関節窩の面上を滑走する動き（滑り運動）をする。多くの場合、この転がり運動と滑り運動は同時に生じている。その他に関節頭が関節窩の面上で1つの軸を中心に回旋する軸回旋も生じる（**図4-3**）[6]。

表4-1　他動的関節可動域運動に関係する前後肢の主な関節

	前肢		
関節	肩関節	肘関節	手根関節
形状	球関節	蝶番関節	外側運動を伴う蝶番関節
構成する骨	肩甲骨－上腕骨	上腕骨－橈骨－尺骨	橈骨，尺骨－手根骨－中手骨
特徴	小さい臼状の肩甲骨の関節窩と球形である上腕骨頭によって3軸性の動きが可能であるが、実際には屈曲と伸展のみの蝶番関節として機能している。	ドアの蝶番のように、体の矢状面に沿って屈曲と伸展が行われ、外側への動きや回転運動が制限されている。	複数の関節から構成されており、それぞれ可動範囲が異なる。遠位より近位の関節の方が可動性が高い。
	後肢		
関節	股関節	膝関節	足根下腿関節
形状	球関節	複合顆関節	蝸牛関節
構成する骨	寛骨－大腿骨	大腿骨－脛骨－腓骨－腓腹筋種子骨	距骨－脛骨，踵骨－腓骨
特徴	臼状関節ともいう。関節包は広く、大腿骨頭靭帯で結ばれている。犬と猫においては可動範囲が広い。	屈伸の動きを主体とする関節だが、関節内部の関節半月自身が動くことで、膝関節が一定の割合で回転運動を行うことができるようになっている。	足根関節は複関節であり、足根下腿関節の他、近位足根間関節、遠位足根間関節などで構成されている。足根下腿関節が動きの大半を占める。屈伸運動の他、外側へ移動や回転することが可能である。

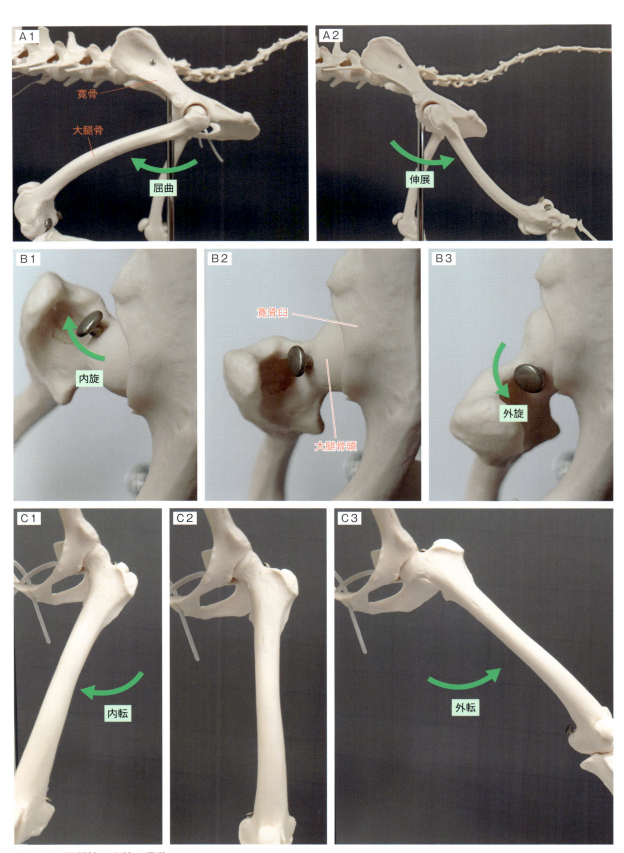

図4-1 股関節の3軸の運動

股関節は球関節であるため，屈曲と伸展（A），内旋と外旋（B），内転と外転（C）という3軸の運動が可能である。

●関節の不動と関節拘縮

年齢や痛み，日常生活能力などが関与して関節の不動が生じることで，関節拘縮の発生，進行の要因となる。関節拘縮とは，皮膚や骨格筋，腱，靭帯，関節包などの関節周囲の軟部組織の器質的変化に由来した関節可動域の制限と定義される[7]。不動期間が1カ月間未満の場合，それによって生じる関節拘縮の責任病変は主に骨格筋である。一方，不動期間がそれ以上の場合には，皮膚や関節包などが責任病変となる。特に関節包については，線維化とそれにつづく隣接組織との癒着（組織どうしがくっついてしまうこと）が，関節拘縮の発生メカニズムと考えられている[7]。前肢を16週間不動化した犬の手根

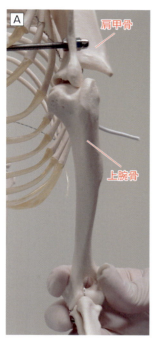
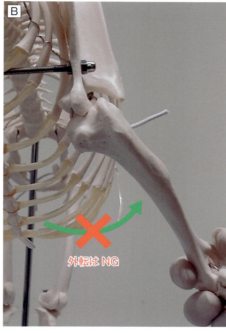

図4-2　肩関節の外転
肩関節は構造上外転が可能だが，上腕二頭筋腱や周囲を囲む筋群により強く可動が制限されているため，屈曲と伸展のみの蝶番関節として機能している。そのため，外転させるような運動は禁忌である。

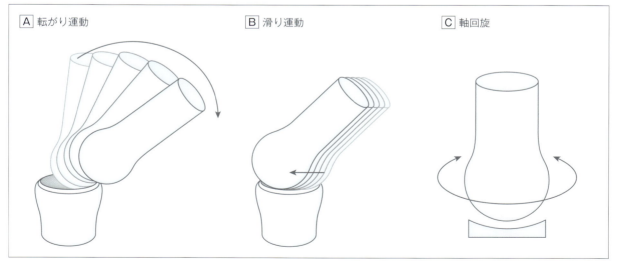

図4-3　関節面間の運動
関節包内で生じる関節面間の運動には，関節頭が関節窩の面上を転がる転がり運動（A）や，関節頭が関節窩の面上を滑走する滑り運動（B），関節頭が関節窩の面上で1つの軸を中心に回旋する軸回旋（C）がある。
参考文献6より引用・改変

関節と肘関節では，関節可動域が20～30％減少したが，6週間の再可動により，正常に戻ったと報告されている[8]。

他動的関節可動域運動の手技

●基本的な手技

他動的関節可動域運動を実施する際には，動物の快適さを維持することが大切である。動物を柔らかい敷物の上で横に寝かせるか，もしくは楽な姿勢で起立させて施術を行う。過度に激しい動きは関節に痛みや組織障害を誘発することになるため注意する。まずはじめる前に2～3分程度，動物をリラックスさせるためにもマッサージ療法を行う。その後，対象とする関節に対して他動的関節可動域運動を実施するには，施術対象の関節よりも近位にある部位を動かさないように手で押さえ，遠位の肢をやさしく握り，ゆっくりと動かしていく（**図4-4，動画2-4-1，2-4-2**）。この際には，動物

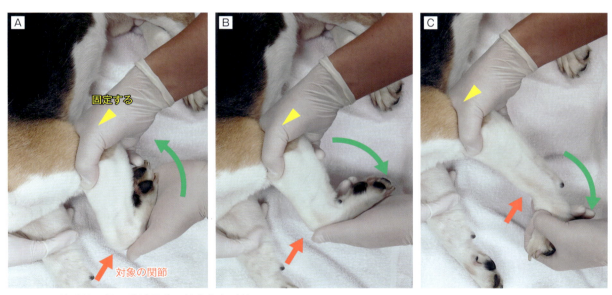

図4-4　他動的関節可動域運動の基本的な手技
手根関節に対して施術する場合。施術対象の関節（矢印）よりも近位を押さえて固定し（矢頭），遠位をやさしく握って動かし，施術する。

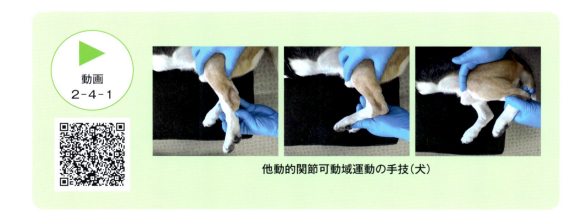

他動的関節可動域運動の手技（犬）

動画2-4-1

第2章　飼い主に指導可能な手技

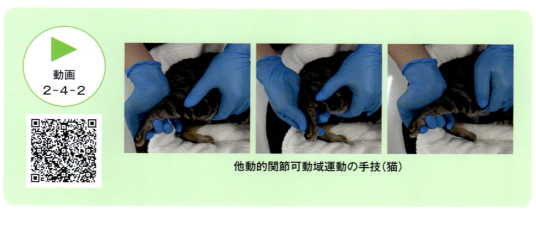

動画 2-4-2

他動的関節可動域運動の手技（猫）

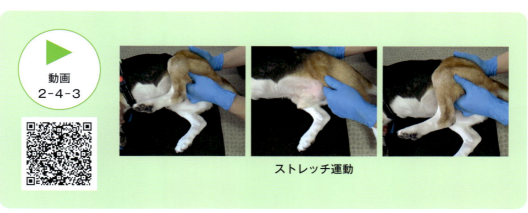

動画 2-4-3

ストレッチ運動

の表情を確認しながら施術を行う。動物が痛みで声を発生するなど，不快や痛みを感じている場合には，少し動かす範囲を狭くする。

症例の状態に応じてではあるが，1つの関節に対して15～20回を1セットとし，1日に2～4セット行うのがよい[2, 9]。

●ストレッチ運動（動画 2-4-3）との併用

動物が痛みを示さない範囲内の最大屈曲位，最大伸展位において，その位置で30秒程度維持をすることで，ストレッチ運動となる。他動的関節可動域運動とストレッチ運動を交互で実施することで，より効果を得られやすい。ストレッチと併用する1セットにつき5～10回を，1日に1～3セット実施する。

●応用手技

複数の関節を同時に動かす運動として屈伸運動と，歩いている状態に近づけ自転車をこぐような動きのサイクリング運動（自転車こぎ運動）が行われる。

屈伸運動（図 4-5，4-6，動画 2-4-4 ～ 2-4-6）

屈伸運動は，立位もしくは横臥位で実施する。椎間板ヘルニアなどの疾患により，起立維持が困難な場合には，横臥位で実施するのがよい。立位で実施する際には，片方の手で肢端を保持し，もう片方の手で腰もしくは座骨を支えるようにする。パッドが地面に平行になるように保持し，肢を外旋もしくは内旋させないように意識しながら，その場で上下させる。可能な限り，動物の背骨のラインが上下に動かないように気を付ける（図4-5）。

横臥位で実施する場合には，肢端を持たない方の手は腰全体を軽く支えるようにする。パッドを背骨

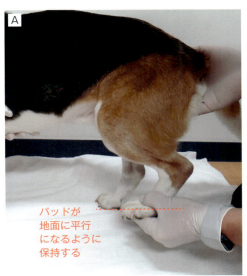
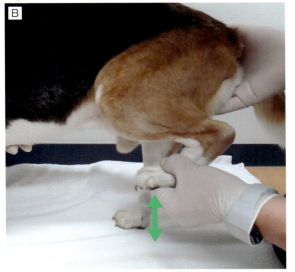

図4-5 屈伸運動（立位での実施）
立位で実施する際には，片方の手で肢端を保持し，もう片方の手を腰もしくは座骨を支えるようにする。パッドが地面に平行になるように保持し，肢を外旋もしくは内旋させないように意識しながら，その場で上下させる。

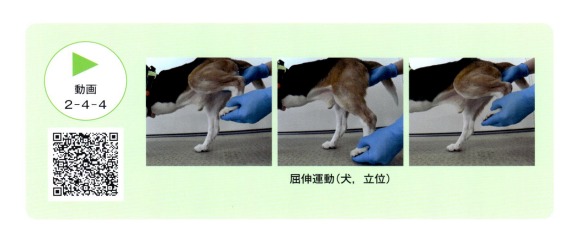

屈伸運動（犬，立位）

のラインに平行になるように意識し，体軸に垂直になるように肢を動かす（**図4-6**）。1セットにつき10～30回を繰り返し実施し，1日に3セット前後実施する。

神経疾患の動物が対象の場合には，神経学的検査の屈曲反射の有無を確認するのと同様に，指間の皮膚をつまむことで屈曲反射を誘発させ，その刺激に反応し肢を屈曲させることも，自発的な筋肉の収縮を促すことになる。この場合には，1セット5回前後を1日に2～3セット実施する。

サイクリング運動（図 4-7，動画 2-4-7，2-4-8）

サイクリング運動についても，起立位もしくは横臥位で実施し，屈伸運動とあわせて実施することも可能である。屈伸運動との違いとしては，肢端で円を描くように流れるようにやさしく動かすことである。起立位で行う際には，パッドを地面にしっかりと着けるようにし，パッドへ刺激を与える。施術する前肢もしくは後肢の関節すべてが動くように，やや大げさに歩いているような動作で行う。1セットにつき5～10回を1日に1～3セット実施する。

第2章 飼い主に指導可能な手技

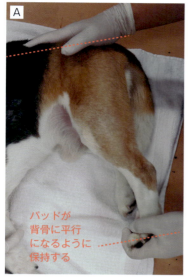
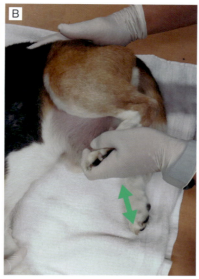

図4-6 屈伸運動(横臥位での実施)
横臥位で実施する場合には，肢端を持たない方の手は腰全体を軽く支えるようにする。パッドを背骨のラインに平行になるように意識し，体軸に垂直になるように肢を動かす。

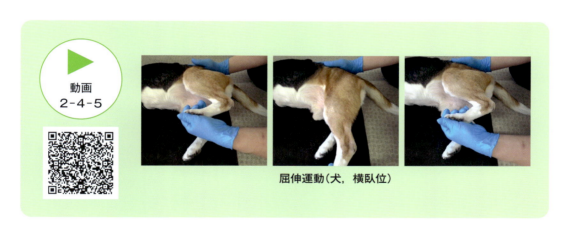

動画 2-4-5

屈伸運動(犬，横臥位)

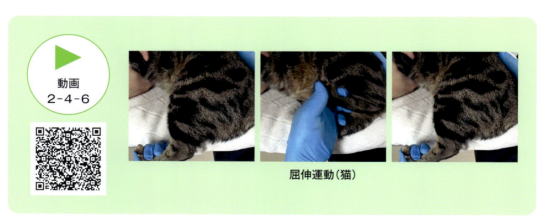

動画 2-4-6

屈伸運動(猫)

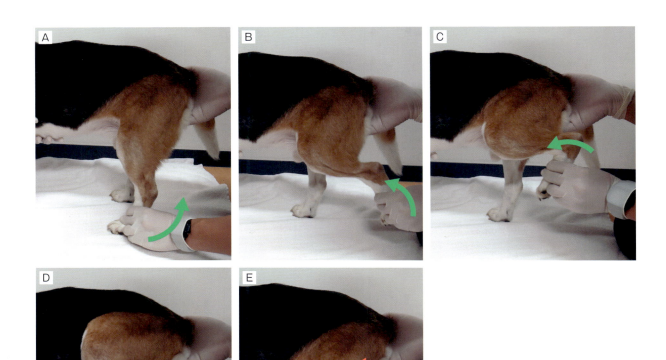

図4-7 サイクリング運動

肢端で円を描くように流れるようにやさしく動かす。起立位で行う際には、パッドを地面にしっかりと着けるようにし、パッドへ刺激を与える。

4 他動的関節可動域運動

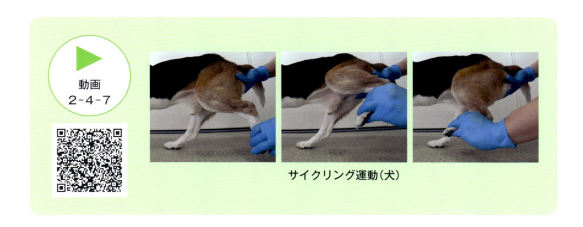

動画 2-4-7

サイクリング運動（犬）

第2章　飼い主に指導可能な手技

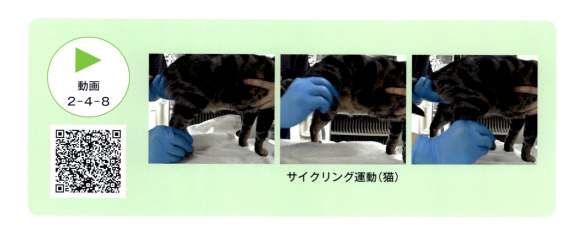

動画 2-4-8

サイクリング運動（猫）

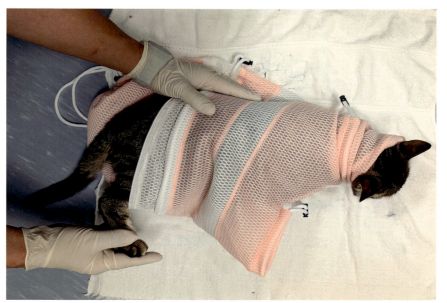

図4-8　猫での実施
市販の洗濯ネットでは通常1カ所のみしかファスナーが開けられないため，施術する肢のみをネットから出して実施する。ファスナーが2カ所についているものであれば，施術する肢と頭をネットから出すことで，猫の表情を観察しながら実施することができる。

● 猫での実施

　猫に実施する場合においては，嫌がる場合でも屈伸運動やストレッチであればネットを活用することで比較的容易に施術できることがある。顔と施術したい肢のみをネットから出すことが可能なものが市販されており，猫の表情を確認しながら1名でも施術することが可能である（図4-8）。

自宅での実施

　自宅で実施する場合と，動物病院内で実施する場合では，動物がリラックスする状況が異なる。安全に他動的関節可動域運動を行うために，最も重要になるのが，動物がリラックスして施術を受けられるかどうかである。

　飼い主が地面や椅子に座っている状態で，抱っこしている姿勢で動物が落ち着く場合には，その状態での施術もよい。ただし，横臥位姿勢にくらべると，四肢を最後まで伸ばしにくい場合や，肢が外転しやすい場合があるため，過剰な力が入らないように注意をしてもらう（図4-9）。

　少しでも関節に力が入ってしまうことで，腱や靱帯などの軟部組織を痛めてしまう要因となる。まずは自宅で起立位がよいのか，横臥位がよいのか，また飼い主の方が1名でも施術可能か，補助者を含めて2名必要なのかを確認してもらう。それにあわせて，実施内容や回数，セット数を指導する。また，手技を口頭で説明するだけではなく，実際に動物に施術をしながら説明をするとよい。そして獣医師がみている状態で飼い主にも一度実施してもらい，細かい手技の指導を行うことで，飼い主も安心して自宅で施術することが可能となる。

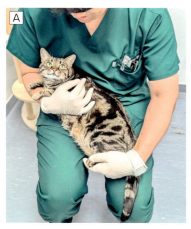 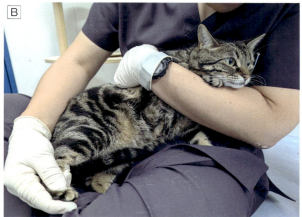

図4-9　抱っこ姿勢での施術
温厚な性格の猫であれば，抱っこした状態で他動的関節可動域運動を実施することもできる。実施する際には猫の表情をよく観察し，嫌がる様子などに注意する。

参考文献

1) Denis JM, David L. In: Principless and Application of Range of Motion and Stretching in Companion Animals.: Rehabilitation and Physical Therapy. Denis JM, David L, Darryl LM, eds. Veterinary Clinics of North America: Small Animal Practice, 2015, 45(1) pp.57-72.
2) Renee S. Rehabilitation in the first 48 hours after surgery. Clin Tech Small Anim Pract 22(4). 2007. 166-170.
3) Salter RB, Hamilton HW, Wedge JH, et al. Clinical application of basic research on continuous passive motion for disorders and injuries of synovial joints: a preliminary report of a feasibility study. J Orthop Res 1(3). 1984. 325-342.
4) Mamoru Y, Shigaku S, Keishi M, et al. Expression analysis of three isoforms of hyaluronan synthase and hyaluronidase in the synovium of knees in osteoarthritis and rheumatoid arthritis by quantitative real-time reverse transcriptase polymerase chain reaction. Arthritis Res Ther 6(6). 2004. 514-520.
5) Cheryl Riegger-Krugh, Darryl L. Millis, Joseph P. Weigel. In: Canine Anatomy: Canine Rehabilitation and Physical Therapy. Darryl L. Millis, David Levine, eds. 2nd ed. Saunders, 2014, pp.41-78.
6) 塚越累　関節の運動生理学：リハビリテーション運動生理学，玉木彰監修，2021年，第1版第7刷，メジカルビュー社，東京都，pp.92-105.
7) 坂本淳哉　関節の構造と機能：運動療法学　障害別アプローチの理論と実際，市橋則明編集，2020年，第2版第11刷，文光堂，東京，pp.55-68.
8) Kaneps AJ, Stover SM, Lane NE. Changes in canine cortical and cancellous bone mechanical properties following immobilization and remobilization with exercise. Bone 21(5). 1997. 419-423.
9) Darryl LM, David L. In: Range-of-Motion and Stretching Exercises: Canine Rehabilitation and Physical Therapy. Darryl LM, David L, eds. 2nd ed. Saunders, 2014, pp.431-446.

第2章 飼い主に指導可能な手技

5 補助下での自動運動

目的・効果

重度の損傷や神経疾患によっては，自ら起立や自分の体重を支えられない状況にある症例が適応となる。そういった状態においても，補助的に直立状態をキープすることは，固有位置感覚へのトレーニングとなり，循環器や呼吸器の改善，排泄の機会を与えることになる[1]。また完全ではないにしても自ら直立を維持，多少の運動が可能な場合には，補助の程度を調整しながら運動をすることでバランス感覚や筋力を増強する。動物によっては，補助下であったとしても動くことによって心理的な満足を得られることがある。

禁忌

補助下であったとしても運動を行うことで病状が悪化する可能性のある症例には禁忌である。また手術後の症例では手術内容により運動で悪化させるおそれがあるため実施しない。その他，痛みの症状が強い場合や呼吸状態が悪い場合には補助する方法を含めて特に注意する。

知っておくべき機能形態学

●筋肉の役割

補助下で運動を行う際には関節可動域についてだけでなく，筋肉についても意識していく必要がある。直立を維持するということは，重力に逆らう筋力が求められる。そのため，筋肉のはたらきを把握することが大切である。中でも関節を曲げるために使用する筋肉（屈筋），関節を伸ばすために使用する筋肉（伸筋）については，特に理解をしておきたい。前肢，後肢の関節において，それぞれ主要な屈筋と伸筋について図5-1に示す。なお，筋肉の起始と終止を理解しておくことも，触診する際の重要なランドマーク（目印）となる。それぞれ屈筋と伸筋の起始と終止を含めた一覧を表5-1に示す[3]。

●四肢の役割

前肢の役割は頭部や頸部を維持し，負重の大半を担うのに対し，後肢は動的活動に必要な推進力を供給する[4]。補助する際に，動物の重心を考え，また四肢への負重を意識，把握することが大切である。

●筋肉の構造

筋肉を構成する筋線維はいくつかのタイプがあり、酸化的代謝や姿勢維持などの機能であるⅠ型線維(遅筋線維)と、解糖代謝や筋収縮時の力とスピードに関連するⅡ型線維(速筋線維)に大きく分類される[5]。廃用性筋萎縮は比較的Ⅰ型線維で起こる割合が多い[6]。そして筋力は不動化して最初の1週間で急速に減少し、それ以降時間の経過とともにより緩やかに減少をしていく[7]。廃用性筋萎縮は筋線維断面積および蛋白質含有量の減少、筋力の低下、インスリン抵抗性の増加、ならびにⅠ型線維からⅡ型線維への移行が認められる[8]。なお、筋萎縮のメカニズムについては、単純なものではなく、様々な細胞内シグナル伝達の相互作用によって制御されていると考えられている[8]。一方で、筋肉の収縮力については、筋血流に左右され、血流のわずかな減少が筋収縮力の減少へとつながる[5]。高齢犬では筋肉の毛細血管が減少するため[9]、筋肉の収縮力が低下する。他動的関節可動域運動では、筋血流を増加させる効果が得られないが、自動運動を行うことで筋肉が収縮し、筋血流を増加させる効果が期待できる。

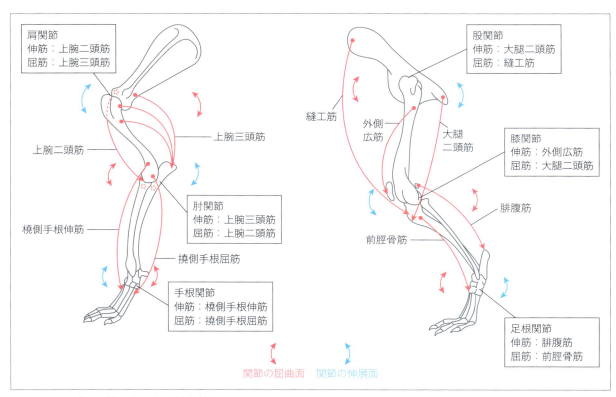

図5-1 四肢の関節の主要な屈筋と伸筋
参考文献2より引用・改変

第2章　飼い主に指導可能な手技

表5-1　四肢の主な関節とその屈筋と伸筋

関節名	役割	筋名	起始部	終止部
手根関節	屈筋	橈側手根屈筋	上腕骨内側上顆	第二および第三中手骨
	伸筋	橈側手根伸筋	上腕骨外側上顆	第三中手骨近位端
肘関節	屈筋	上腕二頭筋	肩甲骨関節上結節	橈骨粗面
	伸筋	上腕三頭筋	肩甲骨後縁，上腕骨外側，上腕骨内側	肘頭
肩関節	屈筋	上腕三頭筋	肩甲骨後縁，上腕骨外側，上腕骨内側	肘頭
		広背筋	胸腰筋膜	上腕骨大円筋粗面
	伸筋	上腕二頭筋	肩甲骨関節上結節	橈骨粗面
		棘上筋	棘上窩	上腕骨大結節と小結節
足根関節	屈筋	前脛骨筋	脛骨外側顆	足根骨と中足骨
	伸筋	腓腹筋	大腿骨遠位部	踵骨隆起
膝関節	屈筋	大腿二頭筋	仙骨および骨盤	膝蓋骨，下腿の深筋膜
		半腱様筋	仙椎・尾椎の椎骨頭および骨盤頭	脛骨前縁，総踵骨腱
		半膜様筋	仙椎・尾椎の椎骨頭および骨盤頭	大腿および脛骨の内側顆
	伸筋	外側広筋	大腿骨の外側表面	膝蓋骨，脛骨粗面
		大腿直筋	腸骨体	膝蓋骨，脛骨粗面
股関節	屈筋	縫工筋	寛結節，腸骨体	下腿の深筋膜，脛骨前縁
		腸腰筋	最後胸椎，腰椎	大腿骨小転子
	伸筋	大腿二頭筋	仙骨および骨盤	膝蓋骨，下腿の深筋膜
		半腱様筋	仙椎・尾椎の椎骨頭および骨盤頭	脛骨前縁，総踵骨腱
		半膜様筋	仙椎・尾椎の椎骨頭および骨盤頭	大腿および脛骨の内側顆

補助下での自動運動の手技

　補助下での自動運動を行う際には，補助を付けた直立維持，補助を付けた体重移動，補助を付けた歩行運動と順を追って症例の状態にあわせて実施するとよい。

●補助を付けた直立維持

　四肢に負重することができない症例に対して，まずはじめに実施される自動運動である。損傷に対して安定化と疼痛管理が十分にできていることを確認してから実施する。神経疾患によっては，筋緊張が認められず弛緩状態であるが，直立状態を維持していくことで改善が認められることがある。補助する方法としては，ボディスリング（図5-2）や大きめのタオルを使用し，直立状態を維持させる。

ボディスリングを用いた施術

　ボディスリングを取り付けた状態であっても，正常な直立状態の姿勢で補助することが可能なため有用である。しかし，肢を入れるためのスリングの開口部については，狭い場合には皮膚への損傷の他，

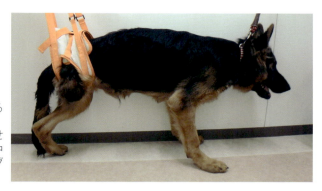

図5-2　ボディスリングを用いた補助起立
右後肢を断脚した症例に対して補助起立を実施している様子。
使用するボディスリングは動物の大腿部の太さにあわせて選択する。大きすぎるスリングを使用すると、施術中に脱げてしまうことがある。また小さすぎるスリングは、しっかりと体を保持することが困難になる。

血行不良や動物の違和感につながり、広すぎる場合には、不安定になるため、使用する動物の大きさに合うサイズを選択することが重要である。また前肢へ装着する際には、呼吸状態も確認し、胸部を圧迫していないかどうかも注意する。

タオルを用いた施術

ボディスリングの代わりにタオルを使用する場合には、腹部圧迫に気を付ける。タオルの幅が細いと、その分圧迫が強くなるため、タオル幅を広めにするとよい（図5-3）。四肢の負重が弱く、動物の姿勢が不安定になる場合には、動物の前後に施術者が位置し、徒手的に補助を行うことで実施するのがよい。実施する時間については動物の様子を慎重に観察をしながら、短時間から始め、1セット5分程度実施できるとよい。1日に2～3回程度、各回5～15セット程実施し、時間や回数については記録を残し、少しずつ増やしていくようにする[1]。なお、セット間には動物を一度横臥位の姿勢など安楽な姿勢にして休憩時間を設ける。

●補助を付けた体重移動

患者が自力で直立状態を維持できるようになってきた時点から、固有受容器のトレーニングとして開始できる。直立状態で体重を移動させることで重心が移動し、それに対してバランスを維持しようと筋力、筋肉の協調性が要求される。

実施時の注意点

実施する際には、転倒しても怪我をする危険性のない滑りにくいマット上がよい。補助がなくてもしっかりと体重移動によるバランス維持ができるようになるまでは、バランスを崩した際に補助できるようにボディスリングやタオルなどの補助を付けた状態で実施する。体重移動をさせる方法としては、後肢であれば大腿部をやさしく押す行為（図5-4）、もしくはボディスリングやタオルを用いて腰を傾けるようにする（図5-5、動画2-5-1）ことで実施できる。また前肢や四肢に対しては、トリーツや興味を引くおもちゃなどを使い、顔前で左右上下に小さく動かすことからはじめ、少しずつ大きく動かすことで実施できる。

実施の時間と頻度

実施する時間については報告されたものはないが、直立維持の際と同様に動物の様子を慎重に観察をしながら、短時間から始め、1日に2～3回程度、各回5～15セット程実施するとよいだろう。

●補助を付けた歩行運動

補助を付けた歩行運動は、四肢のうち一肢だけでも自力で動かすことが可能なのであれば実施することが可能である。ボディスリングやタオルを用いる方法の他、カート（車椅子）も使用できる。前肢に異常がなければ二輪カート（図5-6）を、四肢に異常があるようであれば四輪カートを用いる。カートを用いることで、動物は自由になり、また介助する人

第2章　飼い主に指導可能な手技

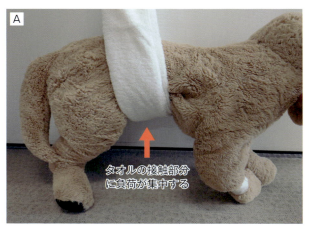 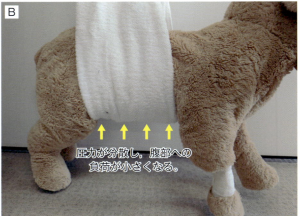

図5-3　タオルを用いた補助（ぬいぐるみでの再現）
タオルでの補助は腹部の圧迫を生じることもあるため（A），体を支える面積が広くなるように幅の広いタオルを用いる（B）。

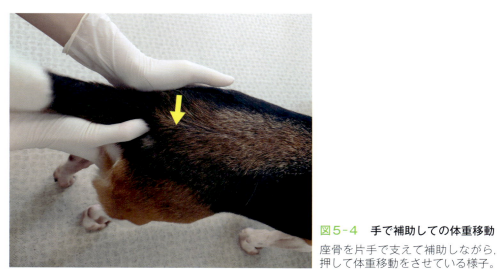

図5-4　手で補助しての体重移動
座骨を片手で支えて補助しながら，もう片手で大腿部を押して体重移動をさせている様子。

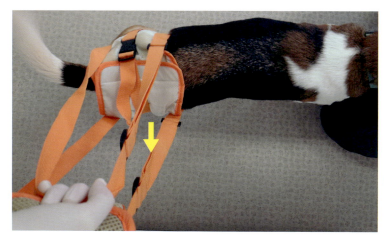

図5-5　ボディスリングを用いた体重移動
上からみた様子。ボディスリングを用いて補助を行いながら左右に腰を傾けるようにして体重移動をさせる。

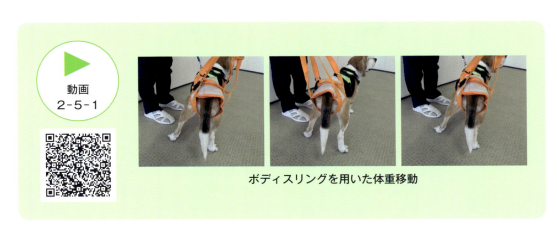

動画 2-5-1

ボディスリングを用いた体重移動

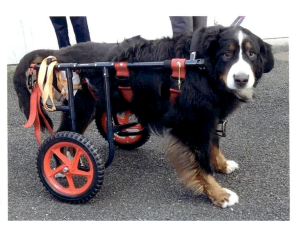

図5-6　後肢麻痺の症例に二輪カートを使用した様子
この症例はもともと散歩が好きな性格であったため，自由に散歩できるようにカートを使用した。飼い主も，自由に散歩する姿に大変満足していた。

5
補助下での自動運動

間もボディスリングやタオルを保持する負担がなくなる。

実施時の注意点

歩行運動をする際には，動物の姿勢に気を付ける。四肢が地面から浮いてしまっている状態では，脊柱へ負担がかかっていると同時に，浮いてしまっている肢の軟部組織に圧迫が加わっていることになる。特にカートを用いる際には，動物の体高と幅，車輪の位置については慎重に観察し，動物が自然な状態で直立できている状態にカートを調整する。カートについては，機能回復が望めない患者への永久使用だけではなく，患者に自主的な歩行能力を回復させるために一時的に使用することもある[1]。

カート導入のはじめは，カートに驚き動けない症例も認められるが，少しずつカートへ慣らしていくことで，多くの症例でカートを活用することによる QOL の向上が期待できる。日本国内においても，現在，複数の工房や企業からカートが販売されている。

カートの安全性

人の車椅子では日本産業規格（JIS）と一般財団法人製品安全協会 SG 基準の2つがあるが，それでも国民生活センターへは破損などの相談があり，注意喚起がされている[10]。一方で，動物に対するカートについては，本書の執筆時点では安全基準は定められていない状況である。また販売されているものによって使用されている素材なども異なる。カートで歩行する際，カートが軽量なほど楽ではあるが，軽量な分，強度が低くなる可能性が考えられる。また前進しやすいように，車輪が少し斜めになっている製品が多いが，車輪が斜めになっている分，車輪の軸には負担がよりかかっている（図5-7）。そのた

第2章 飼い主に指導可能な手技

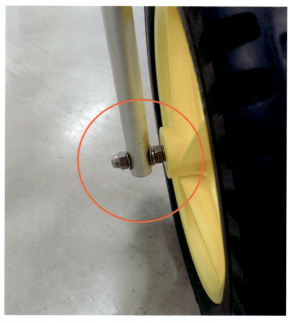

図5-7　斜めになったカートの車輪部分
車輪部分が斜めになっているカートでは，車輪の軸部分（赤丸）に負荷が集中して故障することがある。使用する際には破損がないか，不具合がないかを確認する必要がある。

め，動物が使用しているカートが安全な状態かどうか，注意深く観察する必要がある。

実施のタイミングと頻度

　使用するタイミングとしては，カート導入当初は飼い主がしっかりと見守っていられる間のみとし，少しずつカートに乗せている時間を増やしていく。二輪カートの場合には，動物が伏せの姿勢を取った際に，後肢はカートに乗っている状態のため，背中に負担がかかってしまう。動物が疲れている様子が認められた場合には，すぐにカートから降ろすようにする。カートを使った運動については，健常時の散歩時間，回数を目安にして，健常時の1/4～1/2程度からはじめるとよい。

自宅での実施

　自宅でも動物の状態にあわせて補助付きで直立維持や歩行補助を実施していただく。その際，タオルを用いることですぐに実施が可能ではあるが，飼い主が保持しにくく，また動物への腹部圧迫が心配である。そのため，ボディスリングの購入をおすすめしたい。動物の介護用品として，量販店などで販売されているため飼い主でも購入は可能ではあるが，購入するサイズが分からず困ってしまう飼い主が多い。そのため，院内で使用しているサイズを伝える，もしくは大腿部周りのサイズなどを伝えるとよい。直立維持や補助歩行を実施する際には動物の疲労や嫌がる様子などを慎重に観察してもらい，少しでもいつもと違う場合には中止してもらう。また食事やトリーツ，おもちゃなどで動物の興味を引き付けながら，転倒しても怪我をしない安全な場所で実施してもらう。

参考文献

1) Darryl LM, Marti D, David L. In: Therapeutic Exercises: Early Limb Use Exercises.: Rehabilitation and Physical Therapy. Denis JM, David L, Darryl LM, eds. Veterinary Clinics of North America: Small Animal Practice, 2015, 45(1) pp.495-505.
2) 大石元治．第8章　運動器．愛玩動物看護師の教科書．第1巻，基礎動物学．緑書房，2021，pp.169.
3) カラーアトラス獣医解剖学編集委員会監訳．カラーアトラス獣医解剖学．上巻，第1版，チクサン出版社．2008
4) Cheryl RK, Darryl LM, Joseph P. Weigel. In: Canine Anatomy: Canine Rehabilitation and Physical Therapy. Darryl LM, David L, eds. 2nd ed. Saunders, 2014, pp.42-43.
5) Darryl LM. In: Responses of Musculoskeletal Tissues to Disuse and Remobilization: Canine Rehabilitation and Physical Therapy. Darryl LM, David L eds. 2nd ed. Saunders, 2014, pp.92-153.
6) Lieber RL, Fridén OJ, Hargens AR, et al. Differential response of the dog quadriceps muscle to external skeletal fixation of the knee. *Muscle Nerve* 11(3). 1988. 193-201.
7) Appell HJ. Muscular atrophy following immobilisation. *A review*. *Sports Med* 10(1). 1990 Jul. 42-58.
8) Peng Z, Xiaoping C, Ming F. Signaling mechanisms involved in disuse muscle atrophy. *Med Hypotheses* 69(2). 2007: 310-321.
9) Haidet GC, Parsons D. Reduced exercise capacity in senescent beagles: an evaluation of the periphery. *Am J Physiol* 260(1 Pt 2). 1991. 173-182.
10) 国民生活センター報道発表資料．手動車椅子の破損に注意－使用中にフレームや車輪などが破損する事故が発生－．令和2年3月19日　https://www.kokusen.go.jp/pdf/n-20200319_4.pdf

第 2 章　飼い主に指導可能な手技

6　自動運動

目的・効果

補助下での自動運動と同様に，筋容量や筋力，体のバランス感覚，日常生活の機能，有酸素運動能力をそれぞれ改善させ，新たな損傷が起きないようにするために実施する[1]。補助を必要とせずに実施することができる動物に対して，最良の機能回復ができるようにするための重要なプログラムとなる。

禁忌

体重負荷をすることで状態を悪化させる場合には禁忌となる。その他，呼吸器疾患や循環器疾患を併発している場合，疼痛が認められる場合には特に注意する。

知っておくべき機能形態学

● 骨の役割

骨は脳や心臓，肺など様々な器官を衝撃から保護する役割に加え，体重を支え，骨に付着する筋肉や腱，靭帯と協同し姿勢維持や身体運動を可能としている。宇宙環境での微小重力下では海綿骨に骨量減少が認められている[2]。力学的負荷による骨量増加のメカニズムとしては，骨細胞で負荷を感知することでプロスタグランジンの上昇や COX-2 などの遺伝子発現のレベルが変化し，インスリン様成長因子 (IGF-1) などの制御によって破骨細胞機能の抑制と骨芽細胞機能の促進をもたらしている[3]。そのため，運動は骨量の低下を予防し，骨量を維持または増加させ，骨折予防としても有効である。なお，IGF-1 については，筋肥大に必要なホルモンとして注目されており，様々な研究が行われている[4]。

● 運動による腱や靭帯への影響

運動による腱や靭帯への影響についても理解しておく必要がある。特に，腱や靭帯の治癒についてである。腱の治癒は創傷治癒の一般過程と同様であり，線維増殖，コラーゲン沈着が起こり，その後再配置に進む[5]。受傷後 4 週間の間に徐々にコラーゲンは増加するが，応力(引っ張られる方向)に対して平行にコラーゲン線維が配置するまで最低 28 日かかる[5]。犬の三頭筋腱の切断後の治癒では，損傷 6 週間後に 56％，損傷 1 年後に 79％と，抗張力の回復が遅いことが報告されている[6]。靭帯については位置によって治癒過程は異なり，前十字靭帯については損傷後実質的に治癒反応を示していない[5]。治癒する場合においては炎症，修復，再構築とコラーゲンが支配的になり修復した靭帯の抗張力が増していく。その完了には 12 カ月以上かかり，その時点の靭帯の強度は当初の抗張力の 50〜70％しかない[5]。そのため，腱や靭帯の損傷後の自動運動については，その強度が健常時と異なっていることを理解した上で実施しなければいけない。

●運動による呼吸，循環，代謝への負荷

運動による呼吸や循環，代謝への負荷についても触れておく。呼吸は生命維持に必要な酸素を生体内へ取り入れる。肺胞内の空気と血液との間のガス交換を外呼吸（または肺呼吸）といい，血液と組織細胞との間のガス交換を内呼吸（または組織呼吸）と呼ぶ。運動には筋肉が必要であり，その筋肉を動かすためのエネルギーであるATPを作り出す過程では酸素が必要である。そのため，運動には呼吸機能，循環機能，筋機能の協調が必要である[7,8]（図6-1）[4]。

運動時の換気

運動時の換気は，筋肉組織から血液中に放出された炭酸ガス（CO_2）を外気へ出し，それと入れ替えに酸素を取り込んでいる。運動強度が増すごとにCO_2も増加し，血液中に大量にCO_2が放出されることや精神的ストレスによって換気は調節され，呼吸数が増加する[7]。運動によって横隔膜や呼吸に関わる筋肉の改善が認められ，換気能力が改善する。

また人では呼吸不全患者に対して運動トレーニングを実施したことで運動耐容能や呼吸循環系の改善が得られたとも報告されている[9]。運動時の呼吸数の増加とともに，心拍出量も増加し，骨格筋への血流配分も増加する[8]。一方で，呼吸器系，循環器系に異常が認められる場合の運動療法は注意しなければならない。

運動時のエネルギー代謝

筋肉を動かす際には酸素の他にもエネルギー源としてグルコースが必要である。また血糖の恒常性を維持するために骨格筋が重要な役割を果たしている。骨格筋は細胞に存在する糖輸送体担体を介して細胞内にグルコースを取り込む。運動トレーニングによって，この糖輸送体担体を増加させることになり，グルコースの取り込みが増加する。この機序を基盤とし，人の2型糖尿病患者（インスリンの働きが低下，分泌量が減少することで発症）の基本治療として食事療法，薬物療法と並んで運動療法が確立している[10,11]。

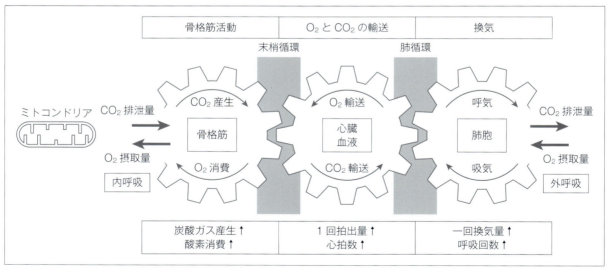

図6-1　ワッサーマンの歯車
筋肉を動かすためのエネルギーであるATPを効率的に産生するためには酸素が必要であり，呼吸機能・循環機能・筋機能が協調することで運動を支えている。
参考文献4より引用・改変

自動運動の手技

　動物の性格や状態，獣医師による評価，治療目標に応じて選択をしていく。また，施術する際，その時々の動物の疲労感や痛みの感じ方，様子によって実施時間や回数なども細かに調整を行う。

●引き紐歩行（図 6-2）

　引き紐（リード）を用いたゆっくりとした歩行運動のことで，初期の段階で最も重要となるプログラムの1つである。早歩きになってしまうと，患肢を使わずに，患肢に負重することなく歩行してしまうことがある。引き紐をうまく活用し，動物の歩くスピードを制御しながら歩行する。

　動物によっては前進する力が強く，首輪では頚部圧迫の原因となることもあるため，胴輪（ハーネス）の使用も考慮する。また動物を制御するためにリードの持ち方も気にするとよい（図6-2）。教科書的には推奨される実施時間や回数は明記されていない。症例のリハビリを必要とする前の散歩回数や距離を参考に，短い時間からはじめ，動物の疲労感や疼痛などの様子をしっかりと観察しながら実施する。

●Sit to Stand （図 6-3，動画 2-6-1）

　座位から立位，立位から座位へと体勢変更を繰り返す運動である。特に後肢の筋力向上と関節可動域の改善が期待される。

　動物を座位にした際，左右の肢で肢端が同じように屈曲できているかを確認する。非対称に一方の肢端を投げ出すような姿勢や，体を片側に傾けた様子で座っている場合には，左右対称になるよう姿勢を

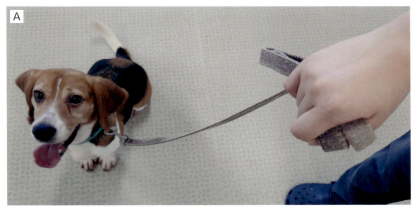

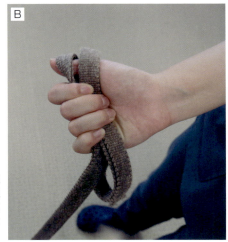
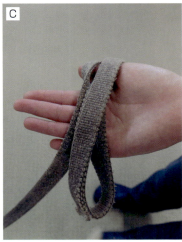

図6-2　引き紐歩行を行う際のリードの持ち方
リードは手に巻かず，折り返して把持するように持つ（A）。リードが親指方向ではなく小指方向から出るように持ち（B），動物の動きに合わせてすぐに引き出せるようにする（C）。

第 2 章　飼い主に指導可能な手技

修正させる（図6-3）。そこから起立をさせる。

　起立をさせる際，もしくは座位にさせる際に，低カロリーのトリーツなどを用いながら，動物のモチベーションを上げて実施することもある。起立させる際には，動物の眼の前でトリーツをみせながら，施術者も一緒に動くなど，動物が一歩前進するように誘導することで起立してくれることがある（図6-4A）。一方で，座位の際には動物の目線が後方へ向かうように，動物の鼻先から頭部方向にトリーツを動かすことで誘導することが可能である（図6-4B）。最初は5～10回の繰り返しを1日に1～2セット実施し，少しずつ回数を増やし，15回を1日に3～4セット程度行う[12]。

● 坂道歩行（図 6-5）

　歩行の際に上りの勾配をつけることで重心が後方へ移動し，後肢の筋肉群を鍛えることができる。また後肢への負重をより意識させることにもつながる。

　勾配を下る運動では，後肢は体幹の真下のあたりまで前方にこなければならない。そのために踵や膝関節の屈曲が要求され，上りよりも難易度が高い。小型犬の場合には，施設内で板状のものと滑り止めマットを活用することで，外気温や天候に左右されず，勾配も細かく調整しながら実施することが可能である（図6-5）。引き紐歩行同様に，ゆっくりと歩行させる。

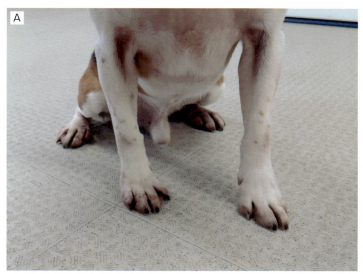
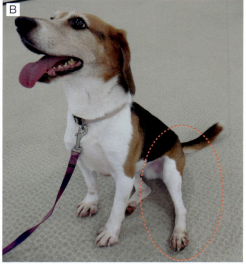

図6-3　Sit to Stand 実施時の座位姿勢の確認
Sit to Stand を実施する際には，座位姿勢で肢端が対称的に屈曲していることを確認する(A)。体が傾き，非対称的に座っている場合には姿勢を修正する。Bの症例では体が右側に傾き，左後肢を投げ出す姿勢になっている(B：赤丸)。

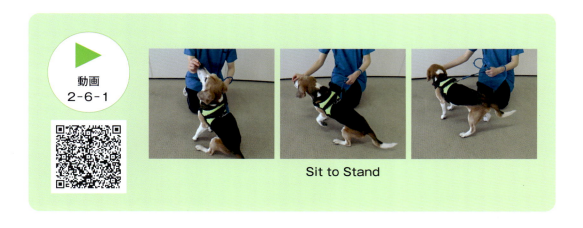

動画 2-6-1

Sit to Stand

●障害物歩行
（図6-6，動画2-6-2）

　床面にクッション状のマットやエアー状のマットなどを用意し，そこを歩行させることで固有位置感覚のトレーニングになる。また横に寝かせたポールを跨がせることで関節の伸展や屈曲の動きを大きくさせることができる（**図6-6A**）。神経疾患の場合には，固有位置感覚やバランス，筋肉の協調性の回復にもつながる。少しずつポールの位置を高くすることや，ポールの間隔を狭くすることで難易度を調整する。障害物を避けるようにS字状に歩行させることもバランス感覚の向上や背骨周辺の筋肉の強化になる（**図6-6B**）。

●ダンス運動（図6-7）

　動物の前肢を地面から持ち上げることで，体重が後肢へ移動し，股関節や膝関節を伸展させ，後肢筋

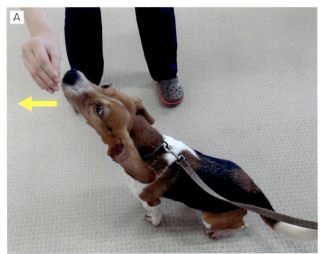
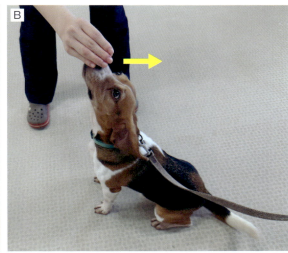

図6-4　Sit to Stand の実施
トリーツをみせることで座位から前進するように起立させたり（A），立位から目線が後方に向かうように誘導して座らせる（B）。

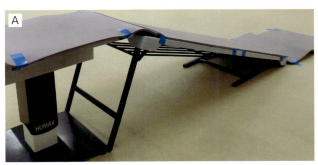
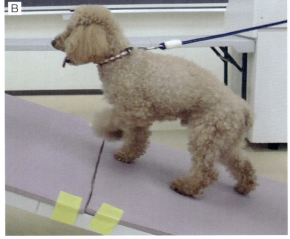

図6-5　坂道歩行の実施
板状のものと滑り止めマットを活用して（A）室内で実施している様子。上りの勾配によって重心が後方に移動し，後肢の筋肉群を鍛えることができる（B）。

第2章 飼い主に指導可能な手技

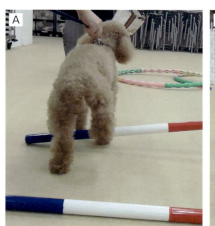
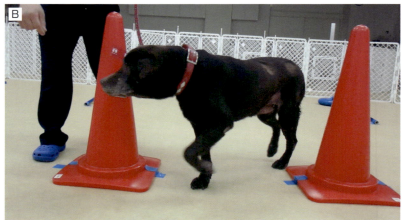

図6-6　障害物歩行の実施
横に寝かせたポールを跨がせる運動（A）とS字状に歩行させる運動（B）を実施している様子。

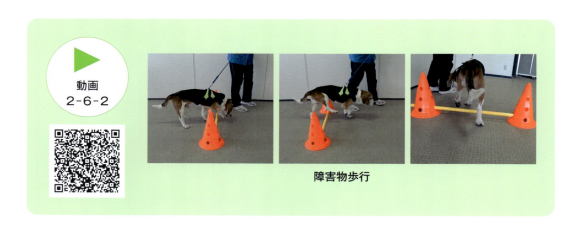

動画 2-6-2

障害物歩行

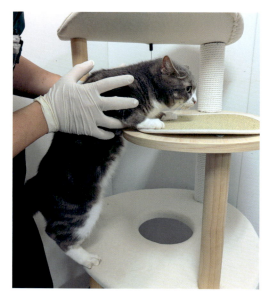

図6-7　ダンス運動の実施
前肢を持ち上げて体重を後肢に移動し，股関節や膝関節を伸展させ，後肢筋肉量の増加や固有位置感覚の改善，バランス力の向上を目指す。動物を抱えた状態での実施やキャットタワーを利用しての実施も可能である。

肉量の増加や固有位置感覚の改善，バランス力の向上を目指すことが可能である。前肢を持ち上げる高さを調整することで，関節の伸展性も調整ができる。猫の場合には，キャットタワーを活用することも可能である（**図6-7**）。固有位置感覚が正常な場合，前肢を持ち上げた状態で支えながら，動物を前後に動かし，一緒にダンスをしているように実施することも効果的である。

●おもちゃ遊び（図6-8，動画2-6-3）

猫では犬と違い，ある一定の時間歩行することや，障害物歩行を実施することは困難である。猫で自動運動として実施可能なのが，猫じゃらしやボールなどのおもちゃ，レーザーポインターなどを活用した遊びである（図6-8）。猫の前でそれらを動かすことで，運動を誘発することが可能である。なお，レーザーポインターの場合にはレーザー光が猫や周りの人の眼に入らないように気を付ける。

自宅での実施

自動運動は比較的，家庭環境で実施しやすいプログラムもあるため，飼い主にも参加してもらいやすい。日ごろの散歩ルートや自宅の周辺に坂道があるようであれば，そのルートを通ってもらうことで坂道歩行が実施できる。また公園など枯れ枝があるような環境であれば，枯れ枝を等間隔に並べてもらい，そこを歩行することで障害物歩行が実施できる。

その他にも，砂場を歩行することや，降雪時は雪の上を歩行することも有効である。自宅外への散歩を好まない症例に対しては，自宅内でもラップの芯など棒状のものや，ペットボトルを等間隔に並べるなどでも障害物歩行を実施することは可能である。

自動運動を自宅で実施する際は毎日もしくは1日おきに継続することを心掛ける。回復初期においては，一度に長く実施するよりも，1日の間に短い時間でも何度か実施する方が効果的である。平日はほとんど実施できず，週末にだけ長い時間運動させるといった一時的な過剰運動は，結果的に患者の回復を遅らせることになる[12]。

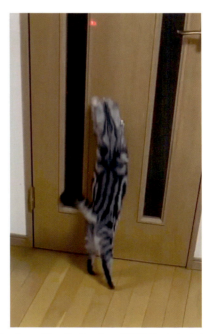

図6-8 レーザーポインターを活用したおもちゃ遊び
犬のような一定時間の歩行や障害物歩行の実施が難しい猫で，レーザーポインターを活用して運動を誘発し，自動運動を実施している様子。レーザー光が猫や周りの人の眼に入らないように気を付ける。

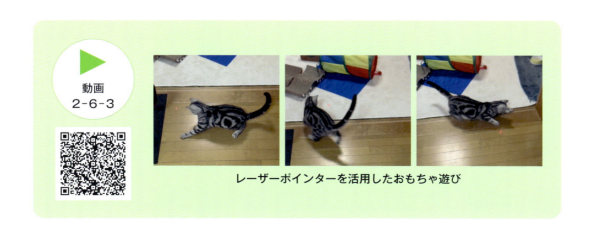

動画 2-6-3
レーザーポインターを活用したおもちゃ遊び

運動時間を延ばしていく際にも，毎日少しずつ延ばすのではなく，3〜5日ごとにゆっくりと延ばしていき，少しでも痛みや跛行が認められた場合には3〜7日ほどは運動時間を半分程度に抑える。

症例や飼い主の性格，家庭内環境によって，飼い主へ提案できる内容は様々である。その分，飼い主ともしっかりとコミュニケーションをとり，獣医師の評価をもとに設定した目標を達成させるために効果的な自動運動プログラムを考案し，継続できるようサポートすることが求められる。

参考文献

1) Darryl LM, Marti D, David L. In: Therapeutic Exercises: Early Limb Use Exercises.: Rehabilitation and Physical Therapy. Denis J. Marcellin-Little, David Levine, Darryl L. Millis, eds. *Vet Clin North Am Small Anim Pract* 2015, 45(1) p.495-505.
2) LeBlanc AD, Spector ER, Evans HJ, et al. Skeletal responses to space flight and the bed rest analog: a review. *J Musculoskelet Neuronal Interact* 7(1). 2007, 33-47.
3) Bravo G, Gauthier P, Roy PM, et al. Impact of a 12-month exercise program on the physical and psychological health of osteopenic women. *J Am Geriatr Soc* 44(7). 1996, 756-762.
4) 長谷川聡. In：筋機能・関節障害と運動. 玉木彰監. リハビリテーション運動生理学第1版. メジカルビュー社, 東京, 2016 pp244-263.
5) Andrea H, Darryl M. In: Tissue Healing: Tendons, Ligaments, Bone, Muscles, and Cartilage.: Rehabilitation and Physical Therapy. Denis J. Marcellin L, David L, et al eds. *Vet Clin North Am Small Anim Pract* 45(1). 2015, pp.79-91.
6) Dueland R, Quenin J. Triceps tenotomy: biomechanical assessment of healing strength. *Journal of the American Animal Hospital Association* 16. 1980, 507-512.
7) 玉木彰. In：運動と呼吸機能：運動療法学 障害別アプローチの理論と実際第2版. 市橋則明編, 文光堂, 東京, 2014. pp105-112.
8) 斉藤正和. In：運動と循環機能：リハビリテーション運動生理学第1版, 玉木彰監. メジカルビュー社, 東京, 2016. pp113-125
9) Hernández MT, Rubio TM, Ruiz FO, et al. Results of a home-based training program for patients with COPD. *Chest 118(1)*. 2000, 106-114.
10) Richter EA, Hargreaves M. Exercise, GLUT4, and skeletal muscle glucose uptake. *Physiol Rev* 93(3). 2013, 993-1017.
11) Evans PL, McMillin SL, Weyrauch LA, et al. Regulation of Skeletal Muscle Glucose Transport and Glucose Metabolism by Exercise Training. *Nutrients* 11(10). 2019, 2432.
12) Darryl LM, Marti D, David L. In: Therapeutic Exercises: Joint Motion, Strengthening, Endurance, and Speed Exercises.: Rehabilitation and Physical Therapy. Denis J. Marcellin-Little, David Levine, Darryl L. Millis, eds. *Vet Clin North Am Small Anim Pract* 45(1), 2015, pp.506-525.

第3章
器具を用いた手技

1. 電気刺激法
2. 超音波療法
3. レーザー療法
4. 水中療法

第3章 器具を用いた手技

1 電気刺激法

概要

●電気刺激法の分類

電気刺激法は理学療法の中でも一般的に行われている治療法である。しかし、ひと口に電気刺激法といっても、目的やしくみによって複雑に細分化されており、その名称についても昔は様々な専門用語が使われており、混乱の原因となっていた。そこでアメリカ理学療法士協会が指標を作成し、神経筋電気刺激（Neuromuscular electrical stimulation：NMES）、経皮的電気神経刺激（Transcutaneous electrical nerve stimulation：TENS）、電気的筋肉刺激（Electrical muscle stimulation：EMS）と区別をした[1]。

これら3種はいずれも経皮的に電気刺激をしているため広義にはすべてTENSに当てはまるが、正常に機能している運動神経によって支配を受けている筋肉をターゲットとする場合にはNMES、筋線維への電気刺激を通じて、脱神経した筋（下位ニューロン障害や筋線維の変性などによって神経と筋肉の接続が切れている状態）を直接刺激する場合にはEMSという名称を用いるのが適切であろう（表1-1）。

電気刺激法では、使用する装置によって電流などの条件（波形や周波数、パルス時間など）が異なり、また皮膚と接する電極部分の形状も異なる。詳細については本書では省くが、電極部分が被毛に干渉せずに皮膚へ密着しやすかったり、電圧や周波数などの条件設定が簡単であったりなど動物に使用することのできる電気刺激装置を選択するのがよい。

●筋収縮のしくみ

随意的な筋収縮が起こる際には、収縮時間の長い遅筋（Type Ⅰ線維）の収縮が先に生じ、それにつづいて収縮時間の短い速筋（Type Ⅱ線維）が収縮する[2]。一方で、電気刺激によって引き起こされる筋収縮では順序が反対であり、最初に速筋が動員され、電気刺激にあわせてピクピクと動く。周波数を増加させると、速筋の収縮頻度は電気刺激に合わせてピクピクと動いていた状態から連続的にギューと収縮するようになり、筋収縮が増強される[1,3]。速筋の増大が起きることで、筋収縮力の増大や筋力の増加につながる。

その他にも、筋収縮を生じさせることで筋肉のはたらきを亢進し、毛細血管を刺激することで血流が増加する。また筋緊張の低下や神経性疼痛制御機構

表1-1 電気刺激法の分類

分類	ターゲット	適応
神経筋電気刺激（NMES）	正常に機能している筋肉	○手術後運動制限時などにおける筋収縮の実施 ○運動神経への刺激
経皮的電気神経刺激（TENS）	疼痛部位や筋緊張部位	○疼痛の緩和（直径の太い神経線維を刺激することで、直径の細い神経線維による疼痛の伝導を遮断させる） ○マッサージ効果
電気的筋肉刺激（EMS）	脱神経した筋肉	○特定の筋肉を意識した筋萎縮の予防や筋肉の再訓練

の活性化などによって鎮痛効果も得られる[1,3]。

●目的・効果

　整形疾患や神経疾患に対して，筋力の回復や廃用性筋萎縮の予防，知覚の改善，疼痛緩和，血行促進などを目的に実施される。

●禁忌

- ・心臓付近への高強度の刺激
- ・ペースメーカーを装着している症例
- ・感染部位や腫瘍がある部位
- ・急性炎症部位

●注意点

- ・知覚障害のある部位
- ・妊娠期の体幹部や腰部，骨盤部
- ・皮膚過敏

実施にあたって

●装置の選択と実施の準備

　筆者が使用している電気刺激装置（図1-1）では，電極部分が被毛の影響を受けにくい状態で皮膚に通電が可能な形状をしており，剃毛せずに電気刺激を実施することが可能である。しかし，周波数などの詳細な設定ができないタイプであるため，施術中は筋収縮の状態の確認が必要である。

　電気刺激を実施する際には電極を当てる部位の被毛をかき分け，皮膚を水やアルコールなどで濡らしてから電極を当てる。筆者の経験上，水では通電が弱いことが多く，心電図検査用のスプレーが最も通電しやすい。しかし，やや高価なため実際にはアルコールを用いることが多い。心電図検査用のジェルやクリームでも通電は改善できるが，施術後の拭き取りなど手間が増えてしまう。装置によっては電極部分がシート上にあることもあり，そのような場合には剃毛が必要となる。

　動物は楽な姿勢で保定し，電気刺激による関節可動方向を確認しながらバランスボールなどに乗せて実施することも可能である（図1-2，動画3-1-1）。施術は動物がリラックスできる状況で実施する。また，動物が緊張している場合には，マッサージやホットパックなどによる温熱療法を実施することによって筋緊張を和らげてから電気刺激法を実施するのがよい。

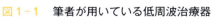
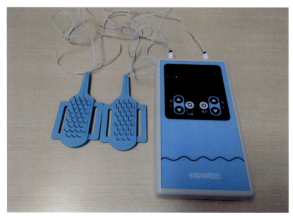

図1-1　筆者が用いている低周波治療器
皮膚へ密着させる電極部分が剣山のようになっており，被毛の影響が受けにくい構造となっている。また周波数や強さについて10段階で調整ができる。ただし実際の周波数などの数値は確認できない。

第3章 器具を用いた手技

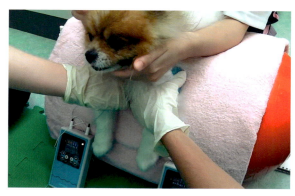

図1-2 上腕三頭筋をターゲットとしてEMSを実施している様子
この症例では、横臥位や長時間の保定を嫌がるため、バランスボールに乗せて前肢の可動域を確保しながら左右同時に施術を行った。

動画
3-1-1

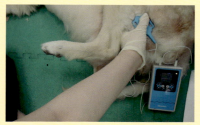 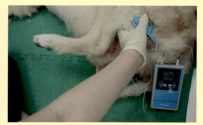
EMSの実施

● 実施時間の設定

施術時間や間隔について推奨されている設定はない。施術する部位や目的などによっても異なるが、多くの場合には治療部位に対して15分前後、それを週に3〜7回実施していることが多いようである[1]。筆者は治療部位1カ所につき10〜15分を週に1回の頻度で実施している。

電気刺激の強さについては、動物が痛みを感じない範囲で筋収縮が最大となるように、様子をみながら低いレベルからはじめ、少しずつ強さを上げて調節をする。

前十字靱帯断裂の犬に対して術後にEMSを1日1回30分、週5回の条件で4週間実施した報告では、EMSを実施しなかった場合とくらべて、跛行スコアの改善と大腿部筋肉周囲長の改善が認められている[4]。しかし、施術後の半月板損傷が多く認められたため、この報告で行われた電気刺激法の条件では強度が高すぎた可能性が考えられる。

● 疲労の対処

前述したように、電気刺激による筋収縮は随意的な運動時の筋収縮とは異なる。随意的な運動時には遅筋が最初に収縮する。遅筋は疲労に強い性質があり、先に収縮することで疲労の発生を遅らせるのに役立っている。一方で電気刺激時では速筋が先に収縮するため、随意的な運動時にくらべると疲労が発生しやすい状況である。そのため、施術後の疲労に対する配慮もより必要である。また実施後の疲労状態によっては、施術時間や設定を変える必要もある。飼い主には、電気刺激実施後の自宅での様子を注意深く観察してもらうよう伝え、次回実施時には必ず確認をする。

● 運動療法との併用

多くの場合、神経学的損傷のある症例に対して実施するが、電気刺激法は本質的に動物自身の動きよりも効率は悪い。疾患や状態により異なるが、少し

でも運動療法が可能なのであれば，運動療法を行うことで筋肉量や筋力の改善，増加を目指した方がよい。しかし，適度な電気刺激は筋力や血流の改善，筋萎縮の減少，痛みの軽減として効果的であるため，うまく組み合わせながらリハビリテーションを実施していきたい。

電気刺激法の適応の可能性

人医療では，褥瘡の治療として電気刺激が実施されることがあり，電気刺激なしにくらべると実施した方が褥瘡の治癒率を増加させると報告されている[5]。しかし，治癒完了までの期間に対する電気刺激の効果や，褥瘡の表面積を減少させるかどうかについてはまだ議論されていない。今後のさらなる研究が望まれる。

参考文献

1) David L, Barbara B. In: Electrical Stimulation: Canine Rehabilitation and Physical Therapy. Darryl L. M, David L, eds. 2nd ed. Saunders, 2014, pp.342-358.
2) 谷浩明，筋と筋収縮：運動療法学　総論，吉尾雅春監修，第5版，医学書院，2023年, pp.32-42.
3) Barbara MD, Amy L, Lisa G. Neuromuscular electrical stimulation for skeletal muscle function. *Yale J Biol Med* 85(2). 2012, 201-215.
4) Johnson JM, Johnson AL, Pijanowski GJ, et al. Rehabilitation of dogs with surgically treated cranial cruciate ligament-deficient stifles by use of electrical stimulation of muscles. *Am J Vet Res* 58(12). 1997, 1473-1478.
5) Mohit A, Lisa AH, Joanne VG, et al. Electrical stimulation for treating pressure ulcers. *Cochrane Database Syst Rev* 1(1). 2020, CD012196.

第3章 器具を用いた手技

2 超音波療法

概要

●超音波療法の効果

　獣医療では，超音波の使用は画像検査が中心であるが，超音波の物理的なエネルギーは理学療法においても利用されることがある。超音波療法の効果としては熱効果と非熱効果が挙げられる[1]。

熱効果

　照射された超音波ビームは，組織を通過するにしたがって吸収，反射，屈折，干渉が生じ，組織の深層に伝播するに従ってエネルギーは減衰する。生体内に吸収された超音波エネルギーは，細胞内の分子を高速に振動させ摩擦熱を発生させることで，エネルギーを熱に変換し，温熱効果が得られる[1,2]。超音波の熱効果で組織の温度が数度上昇することで，施術部位への血液供給の増加，コラーゲンの伸展性の向上，痛みの閾値の上昇，酵素活性の増加，神経伝導速度の変化など，多くの有益な生理学的効果が得られる可能性がある[1,3]。

非熱効果

　超音波療法の非熱効果としては，治癒の促進がある。これは超音波が細胞膜の透過性を変化させること，軟部組織内に治癒を促進する可能性のある柔らかい組織内に超音波エネルギーによって圧縮と膨張を反復することで気泡を発生させ（キャビテーション），またその発生した気泡周囲に渦巻き流が発生し，体液の流動が促進される（マイクロストリーミング）ことによる[2]。その他にもマイクロマッサージ作用や筋肉痛，関節痛の軽減も期待できる[4]。

●超音波の条件設定

　超音波治療装置の条件設定によって熱産生の調整を行うことで，熱効果を得るのか，非熱効果を得るのかを症例に合わせて選択することができる。
　調節可能なパラメータは周波数，照射強度（出力），時間照射率（デューティサイクル）の3つである。

周波数

　日本で購入できる超音波治療器では，周波数は1 MHzと3 MHzの2種類が選択できる[4]。1 MHzの超音波は2～5 cmほどの深さで吸収され，1秒間に100万回のマイクロマッサージが得られる。3 MHzの超音波は0～3 cmほどの深さで吸収され，1秒間に300万回のマイクロマッサージにより直接刺激を与える。周波数は施術部位やターゲットとする部位に応じて選択をする。

照射強度

　照射強度は0.1～2.0 W/cm^{2}間で調整が可能であり，多くの症例では0.5～1.5 W/cm^{2}の間で設定する（骨折部位は除く）。数値が大きいほど，照射強度は高くなる。皮膚や皮下脂肪ではほとんど超音波エネルギーの減衰がなく容易に通過するが，コラーゲンを多く含む組織では超音波エネルギーを多く吸収するため，施術部位に応じて，また動物の反応を確認しながら照射強度を設定していく[1]。
　急性や浅層の病変に対しては0.5 W/cm^2，慢性や深層の病変に対しては1.0～1.5 W/cm^{2}で設定するのがよいだろう。

時間照射率

時間照射率は超音波の照射時間と休止時間の和に対する照射時間の比率（％）のことである。100％であれば，照射中に休止時間がなく連続で超音波が照射されている状況である。5～50％が間欠波とされており，非熱効果として実施する際には間欠波を選択する。

● 目的・効果[1, 3, 5]

軟部組織の損傷の治療，創傷治癒の促進，浮腫の解消，および瘢痕組織の軟化を目的として実施する。また痛みの軽減や関節拘縮の改善にも使用する。その他に，人医療では0.03～0.06 W/cm^{2}という低強度で骨折の治癒促進を目的に使用されることもある。骨の骨折部位に超音波による刺激を与えることで，その刺激に応じて骨の形成と修復が促進される。しかし，深部の骨折部位に対しては超音波ビームの減衰が大きいことから，その適応について現在研究がさらに進められている。

● 禁忌

・悪性腫瘍
・感染症
・血液凝固塊
・心臓
・ペースメーカーを装着している症例
・頸動脈
・眼
・妊娠子宮
・切開創

● 注意点

・運動療法実施後の損傷部位
・汚染した創傷
・骨折部位（0.03～0.06 W/cm^{2}以上の照射強度での実施は推奨されない）
・血行循環不良
・知覚異常
・未成熟動物の骨端軟骨板付近
・急性期炎症（熱効果は推奨されない）

実施にあたって

● 実施の準備

超音波エネルギーは空気中で減衰するため，超音波療法を実施する際には超音波検査時と同様に水溶性の超音波ゲルを用いる[1]。可能な限り超音波治療装置のヘッド部分と皮膚の間に空気が入らない状態で施術する。装置によっては超音波が対象に照射されているかどうか，手元のランプが点灯することで把握できるようになっている。また設定した施術時間の経過についても知らせてくれる（**図2-1**）。皮膚と密着できておらず，超音波が照射されていない場合には，施術時間がカウントされない装置もあるため，単純に何も効果のないプローブのみを動物に触れさせているだけとなる。それを避けるためにも，確認しながら実施する必要がある。

超音波のヘッド部分は装置にもよるが，大きさや形状に違いがある（**図2-2**）。治療部位の大きさに合わせて選択をすることになるが，ヘッド部分の大きさは治療部位の1/2～1/3程度になるものが望ましい。その範囲に十分な温熱効果を与えるには5～10分の時間を要する[6]。

また動物の場合には被毛が大きく影響する。超音波エネルギーは蛋白質を多く含む組織にも吸収されるため，被毛からその下の組織への超音波の通過は弱くなる[1]。そのため，広範囲へ施術する場合や，被毛が長く剛毛の症例の場合などでは剃毛が必要なこともある。その他，温かい水の中に患部を入れることで，温熱療法としての効果が期待できるとともに，水中では被毛を容易にかき分けることが可能となるため，水中で施術を行うこともある。

第3章　器具を用いた手技

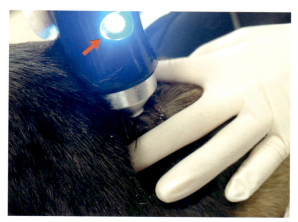

図2-1　超音波療法を実施している様子
装置についているランプ（矢印）は，超音波が通過していると点灯するため，施術できているかを確認することができる。

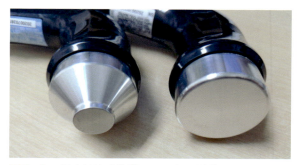

図2-2　超音波治療装置のヘッドの形状
超音波治療装置によっては，ヘッドが複数用意されているものもある。ヘッド先端については，平面部分を対象の皮膚に密着させるため，施術部位の範囲や弯曲などの形状にあわせて選択する必要がある。

骨などの突起物の影響も考えられるため，ヘッドのサイズが小さい方が施術を行いやすいことが多い。そのため，治療部位が広範囲な場合には，時間をかけて複数回の施術が必要となる。また骨膜への超音波の刺激により痛みを誘発することもあるため，骨周囲に軟部組織が覆われていない場合にはとくに強度の設定に気を付ける。

● 強度の設定

超音波の強度を大きくすれば，温度上昇はより大きく早くなるが，組織の到達深度には影響を及ぼさない[1]。犬に対して 3.3 MHz で 10 分間施術を行った場合の組織温度の上昇を調べた論文[7]によると，強度 1.0 W/cm² での温度上昇は，深さ 1.0 cm で 3.0 ℃，深さ 2.0 cm で 2.3 ℃，深さ 3.0 cm で 1.6 ℃ であった。強度 1.5 W/cm² では，深さ 1.0 cm で 4.6 ℃，深さ 2.0 cm で 3.6 ℃，深さ 3.0 cm で 2.4 ℃ 上昇した。また組織温度はすべての犬で，治療後 10 分以内には開始前と同等に戻っているため，組織温度上昇の持続は期待できない。

● 施術中の注意点

施術中に特に注意したいのは組織の熱傷である。照射強度が強すぎる，もしくはヘッドを動かさずに，同じ部位で静止させてしまうことで，限局した部位に超音波エネルギーが集中してしまい，熱傷が引き起こされる可能性がある。治療部位や疾患によって推奨されている超音波療法における強度や周波数などの設定に関する報告はないのが現状であるため，獣医師の判断で決めていく必要がある。施術中の動物の様子をしっかりと観察しながら，施術部位の皮膚の状況や，熱感を確認しながら行う必要がある（動画3-2-1）。

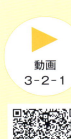
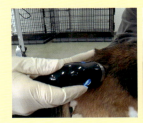
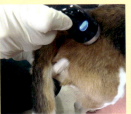
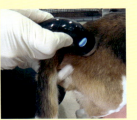

超音波の照射

参考文献

1) David L, Tim W. In: Therapeutic Ultrasound: Canine Rehabilitation and Physical Therapy. Darryl LM, David L, eds. 2nd ed. Saunders, 2014, pp.328-341.
2) Safoora E, Bijan F, Ehsan F, et al. Does ultrasound therapy add to the effects of exercise and mobilization in frozen shoulder? A pilot randomized double-blind clinical trial. *J Bodyw Mov Ther* 21(4). 2017, 781-787.
3) Gail TH. Therapeutic applications of ultrasound. *Prog Biophys Mol Biol* 93(1-3). 2007, 111-129.
4) 伊藤超短波株式会社，超音波治療器イトー UST-770 紹介 HP, https://www.medical.itolator.co.jp/product/ust-770/（閲覧日 2023 年 12 月 28 日）
5) Poornima Palanisamy, Monzurul Alam, Shuai Li, Simon K H Chow, Yong-Ping Zheng. Low-Intensity Pulsed Ultrasound Stimulation for Bone Fractures Healing: A Review. J Ultrasound Med. 2022 Mar; 41(3): 547-563.
6) Kimura IF, Gulick DT, Shelly J, et al. Effects of two ultrasound devices and angles of application on the temperature of tissue phantom. *J Orthop Sports Phys Ther* 27(1). 1998, 27-31.
7) Levine D, Millis DL, Mynatt T. Effects of 3.3-MHz ultrasound on caudal thigh muscle temperature in dogs. Vet Surg. 2001 Mar-Apr; 30(2): 170-4.

第3章 器具を用いた手技

3 レーザー療法

概要

●レーザー

レーザーとは Light Amplification by Stimulated Emission of Radiation の略(LASER)であり，誘導放出による光増幅放射を意味する。普通の光と違い，遠くまで届くまっすぐな光線であり，規則正しい単一の波長をもつ[1]。レーザーを用いた治療はその強度(出力)の違いによって，高レベルレーザー治療(High reactive Level Laser Therapy：HLLT)と低レベルレーザー療法(Low reactive Level Laser Therapy：LLLT)に分けられる。HLLT は外科手術のレーザーメスなどで用いられ，LLLT がリハビリテーションなどで用いられる[1]。

●リハビリテーションへの利用

リハビリテーションで用いる LLLT では，赤色光と赤外線を使用して細胞または組織に照射し，組織の治癒を促進するために光化学応答のカスケードを開始する非侵襲的治療である[2]。LLLT ではレーザーの波長や照射面積，強度，治療時間の設定が必要となるが，使用する装置によっても異なり，統一されていない[3]。過去の報告[2]では，LLLT の波長は 632.8〜980 nm であった。そのうち，660 nm，780 nm，810 nm，830 nm，904 nm，980 nm の 6 種が最も一般的であった。LLLT を用いた治療では波長が長いほど届く組織深度が深くなるという性質がある。動物実験では，レーザー出力は 6〜554 ミリワット(mW)，エネルギー密度は 1〜214.29 J/cm^2 であった。照射時間は 3〜600 秒で，1 回あたりの LLLT 総線量は，動物実験では 0.014〜235 J であった。人を対象にした研究では，対応する LLLT パラメータは，10 mW から 10 W，2〜20 J/cm^2，90〜1,000 秒，5.4〜2,000 J の範囲であった。レーザー出力(W)＝総線量(J)／照射時間(秒)であり，総線量(J)＝レーザー出力(W)×照射時間(秒)である。例えば，50 mW のレーザーは 20 秒の治療時間で 1 J のエネルギーを照射することになる[1]。

LLLT の生理学的，生体力学的特性に対する効果としては炎症を抑制し，コラーゲンの合成と再編成を促進し，炎症誘発性サイトカインとコラーゲンなどの細胞外基質を分解するメタロプロテアーゼ(酵素活性に金属イオンを必要とするプロテアーゼ)であるマトリックスメタロプロテアーゼ(MMP)を阻害し，成長因子の分泌を刺激し，生体力学的特性を回復することである。しかし，そのはたらきについてはまだ解明できていないことも多くある[2]。

●レーザー治療器の分類

レーザー治療器については，日本および国際標準で制定されている安全基準に従い使用しなければいけない。レーザー製品は照射されるエネルギーによって許容される最大の被ばく量をもとにクラス分けされている(表3－1)[4]。医用レーザー機器は多くがクラス 4 あるいは 3B である[1,4]。施設ごとで使用するレーザー製品については正しく点検，整備し管理をすることが求められる。

●目的・効果[1-3]

変形性関節症や急性腱炎，手術後切開創などの疼痛緩和や術後創部の瘢痕化，創傷治癒の改善，骨修復の促進，損傷した神経回復の促進などに対して実施されている。

表3-1 レーザー治療器の危険度によるクラス分類
参考文献4より引用・改変

分類	危険度
クラス1	合理的に予見可能な条件下で安全である。
クラス1M	使用者が光学機器を用いた場合に危険になることがあるという点を除いてクラス1と同じ安全性である。
クラス2	低出力。通常，まばたきなどの嫌悪反応によって目は保護され，安全である。
クラス2M	使用者が光学機器を用いた場合に危険になることがあるという点を除いてクラス2と同じ安全性である。
クラス3R	直接ビーム内観察※は危険になることがある。
クラス3B	直接ビーム内観察※は通常において危険である。皮膚への照射も注意が必要である。
クラス4	高出力。拡散反射光によっても深刻な被害が出る可能性がある。

※ビームが直接眼に入るような観察方法

● 禁忌

・眼，甲状腺，性腺部位への照射
・妊娠，妊娠している可能性がある場合
・ペースメーカー
・出血性疾患

● 注意点

・悪性腫瘍
・黒色の皮膚や被毛

実施にあたって

● 施術の準備

施術する際には，レーザーが眼に入らないように施術者と，可能な限り動物も安全ゴーグルを装着する。被毛を掻き分け，施術部位の皮膚に装置のレーザー照射口が垂直になるように当てていく。なお被毛が長すぎる場合には剃毛が必要となる。施術範囲を予め確認し，面積を確認することで照射量を決定する。日本での一般的なトランプ1枚分が約50 cm^{2}であるので，必要に応じて参考にするとよい。

照射量を決定する際，黒色被毛の場合には被毛がレーザーを吸収しやすいため，25％ほど増やすようにするが，照射部位の温度上昇には気を付ける。照射量の目安として，筋肉の急性痛には2〜4 J/cm^2，慢性痛には4〜8 J/cm^2，関節の急性痛には4〜6 J/cm^2，慢性痛には4〜8 J/cm^2，抗炎症作用を期待する場合は急性の症例には1〜6 J/cm^2，慢性の症例には4〜8 J/cm^2，変形性関節症には8〜10 J/cm^2，術後の創傷には1〜3 J/cm^{2}を1週間毎日もしくは3回/週の頻度で実施することが推奨されている[1]。

● 装置の選択

筆者が使用しているレーザー治療器はハンディタイプのクラス1レーザーであり，904 nmの波長でピーク出力が5Wである(図3-1)。例えば，本装置で股関節慢性痛に対してトランプ1枚分(約50 cm^2)のエリアに上記の照射量(4〜8 J/cm^2)で施術を行う場合には，約40〜80秒の照射時間となる。本装置はリンパ浮腫に対するLLLTの効果をテストする無作為化二重盲検臨床試験を完了し，米国FDAおよび我が国の農林水産省の認証を得ている。装置によっては出力を複数選択することができ，アタッチメントを変更することで，HLLTとしてもLLLTとしても使用することができる。目的に合わせて使い分けをする際にも，出力や照射時間などには注意しながら実施するとよい(動画3-3-1)。

第3章　器具を用いた手技

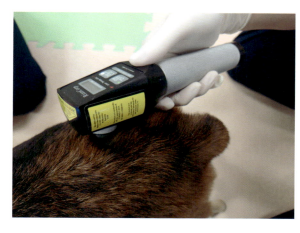

図3-1　レーザー治療器を用いた施術の様子
レーザー照射部を対象に密着させ，ゆっくりと施術範囲内で移動する。

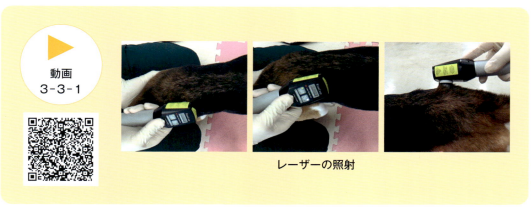

動画 3-3-1

レーザーの照射

参考文献

1) Darry LM, Debbie GS. In: Laser Therapy in Canine Rehabilitation: Canine Rehabilitation and Physical Therapy. Darryl LM, David L, eds. 2nd ed. Saunders, 2014, pp.359-380.
2) Kexu H, Xuelian Z, Feisheng Z, et al. Histological, Physiological and Biomechanical Effects of Low-Level Laser Therapy on Tendon Healing in Animals and Humans: A Systematic Review. *Ann Biomed Eng51* (12). 2023, 2659-2707.
3) Darryl LM, Anna B. A Systematic Literature Review of Complementary and Alternative Veterinary Medicine: Laser Therapy. *Animals (Basel)* 13(4). 2023, 667.
4) 橋新裕一．医用レーザー機器の安全基準・ユーザーズガイド．日本レーザー医学会誌40巻2号．2019-2020, 144-152

第3章　器具を用いた手技

4　水中療法

概要

● 水の特性

水中療法を実施する上でまず大事なのは水の特性を理解することである。水中療法で重要となるのは，「比重」と「浮力」，「静水圧」，「粘性と抵抗」の4つの特性である。

比重

比重は体を動かさずに水の中に入れたときに浮くか沈むかを決定するものであり，身体の組織のうちでは，脂肪のみが水よりも比重が軽いため，過肥の動物では浮き，痩せた動物は沈む[1]。

浮力

浮力は水が水中の物体を上方へ押す力のことであり，陸上で体重を負重しているときにくらべ，水位が足根関節の位置であれば91％の負重，膝関節の位置であれば85％，股関節の位置であれば38％の負重に減少すると報告されている[2]。すなわち，水位が股関節の位置の深さのプールであれば，動物の四肢にかかる負担は，陸上時とくらべると約6割も軽減されるということである。

静水圧

静水圧は水中に体を沈めたときに，体にかかる圧力であり，深くなるほど大きくなる。静水圧はパスカルの法則にしたがって一定に加わるため，関節の腫れや浮腫組織を改善させる[1]。

粘性と抵抗

粘性と抵抗は，水分子の結合の割合であり，水中では抵抗が強い。この水の中で体を動かすときに生じる力である抵抗力は，水位が足根関節や膝関節の位置にあるときにくらべて，大腿骨の中央付近にあるときの方が強くなり，とくに推進力に従事する筋肉である大腿二頭筋の活性化が必要で，筋肉に負担がかかると報告されている[3]。また水中で起きている様々な動きが抵抗力の増減に関与している[1]。水中を運動することで生じる水の渦も，乱流の形であり，液体の分子間や物体と液体間の摩擦が増加する。そのため，水中で動くスピードが速くなったり，体を動かす表面部分が大きくなるなどすることで抵抗力は増す[1]。

以上のことからも，水中療法は痛みのある関節への負荷を減らし快適に運動を行いやすい環境であり，陸上では困難な運動を行うことが可能であり，筋力，筋耐久力，心肺持久力，関節可動域などを効率的に改善することができる。

● 水中療法の種類

水泳

水中療法としては，水泳や水中トレッドミルが選択される。水泳では歩行するときとは違う動きとなり，膝の屈曲域が広がるが，伸展域は狭くなる[1]。筋肉の動きとしては水泳においても協調した筋肉群の収縮は起きるため，筋肉の萎縮防止や筋肥大を目的とした場合には効果的である。

水中トレッドミル

水中トレッドミルにおいても，その水位によって各関節の可動域が異なることが報告されている[4]。

指レベルの水位を除くすべての水位（足根関節レベル，膝関節レベル，股関節レベル）で手根関節の屈曲は増加した。肩関節の屈曲の増加は，水位が膝関節レベル以上であった場合のみであった。一方，股関節の運動学的変化は最も小さく，股関節レベルの水位で関節可動域が増加したのみであった。

伸展については，手根関節はどの水位でも全体的に減少し，膝関節は水が膝の高さにあるときに伸展が減少した。

以上のことから，水中トレッドミルは関節の屈曲を改善させる効果が認められ，治療対象とする部位の最も近位の関節よりも高い水位になるように選択する必要がある[4]。一方で関節伸展には影響を及ぼさないため，関節を伸展させることで病態を悪化させるおそれのある症例においても，水中トレッドミルを実施することは可能である[4]。

● 目的・効果[1]

様々な疾患で実施することが可能であるが，骨折や前十字靱帯断裂や大腿骨頭・骨頚切除術などの整形外科手術後のリハビリテーションや，椎間板ヘルニアや変性性脊髄症などの神経損傷後のリハビリテーション，関節炎や股関節形成不全症例に対して筋力強化や関節機能改善のためなどに実施される。

● 禁忌

・循環器疾患
・呼吸器疾患
・感染症
・術創の皮膚癒合が不完全な症例

● 注意点

・軟便や下痢をしている
・膀胱炎や皮膚炎
・水に慣れていない
・乾かすときのドライヤーなどへの慣れ

実施にあたって

● 水への慣らし

水泳にせよ，水中トレッドミルにせよ，水中療法を実施する際にはまず症例動物が水に慣れているかどうか確認することが必須である。水に慣れていない症例の場合，水中療法を実施する際にパニックになり，鼻先を水中に入れてしまい誤嚥してしまったり，怪我をしてしまったりする可能性がある。また水泳の場合には施術者も一緒に入水をすることが多いが，施術者自身が怪我をする可能性もある。水に慣れていない様子であれば，まずは足先から始めるなど，少しずつ水に慣らしていくようにする。安全に実施するためにも，動物のサイズに合ったライフジャケットを着させ，入水時や施術中も鼻先が水中に入らないように，常に気をつける（図4-1，動画3-4-1）。水慣れと同様に水中療法終了後に濡れた身体を乾かす際に使用するドライヤーの音や風にも慣れているかは確認をしておきたい。乾かしについては飼い主自身に行ってもらっている施設もあるが，事故を未然に防ぐためにも慣れているかの確認は必要である。

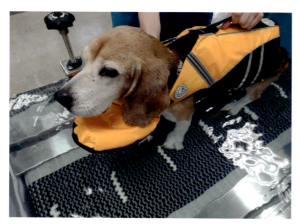

図4-1　ライフジャケットを着用して入水させた様子
入水時には鼻先が水中に入らないように気をつける。

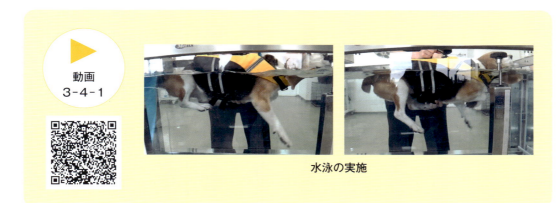
水泳の実施

●療法と実施時間の選択

水泳を実施するのか，水中トレッドミルを実施するのか，水中トレッドミルを行う際の水位をどうするのかは，前述したとおり目的とする効果を一番得やすい条件を選択する。

水温については，小型犬21頭において20℃，25℃，33℃の異なる水温で心拍数や呼吸数への影響を調べた報告[5]によると，頻脈，過呼吸，高体温を防ぐためには33℃で泳ぐのがよいとされている。一方で，筆者らが水中トレッドミル実施時における生理学的パラメーターの変化を調査した報告[6]では，水温33℃，水位を股関節に合わせ，4 km/hのスピードで20分間歩行させたところ，有意ではないが直腸温が低下する傾向が認められた。そのため，その都度症例の震えの様子を観察したり，休憩時にこまめな直腸温測定を実施するなどして，症例の様子をしっかりと観察しながら，水温や実施時間を決めていきたい。

水泳や水中トレッドミルを実施する時間や頻度などについて推奨されているものは現状ない。運動強度の指標として以前より乳酸値が測定されてきた。犬における陸上でのトレッドミル運動における報告[7]によると，スピードが速くなるにつれ心拍数も上昇し，乳酸値も増加している。筆者らが実施した水中トレッドミルにおける報告[6]でも，心拍数の増加と乳酸値の有意な上昇を認めている。水中は陸上と環境が異なり，とくに疲労しやすいため，初めは2分程度の運動を行い，休憩を挟みながら3セット前後など，短い時間からはじめる。実施後に自宅での疲労度を確認しながら，少しずつ時間やセット数を増やしていくのがよい。

●実施の頻度と計画

毎日実施することは，動物の皮膚のためにもよくないと考えられる。多くても2〜3回/週くらいがよいだろう。筆者は1回/週もしくは2回/月で実施している。また水中トレッドミルのスピードについても，症例の肢の動きを観察しながら，無理なく自然な状態で歩行できるスピードに設定をするようにしている（**動画3-4-2**）。

神経損傷後など，水の浮力を活かして歩行パターンの再習得や固有位置感覚の訓練，関節可動域の改善や維持のために実施することもある。その場合には，水中での起立維持訓練や，水中でのサイクリング運動（**図4-2**）といった他動的関節可動域運動を併用するなど，工夫をすることで治療パターンを広げることも可能である。

●実施後の注意点

水中療法を実施した後の水は動物の被毛や油成分などで汚れる（**図4-3**）。水中療法の欠点として，水道代を挙げることもできるだろう。水泳が可能な大型の設備ではなおさら水道代が負担になる。循環式のろ過装置の活用などで対策をすることになるが，水を介した感染にも気を付けなければならない。

神経疾患を患っている場合には，水中で無意識に排尿をしている可能性がある。その他にも，水中で

第3章　器具を用いた手技

動画
3-4-2

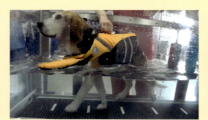
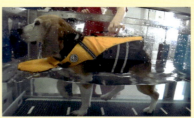

水中トレッドミルの実施

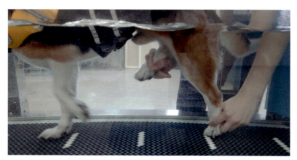

図4-2　水中で後肢を補助してサイクリング運動を実施している様子

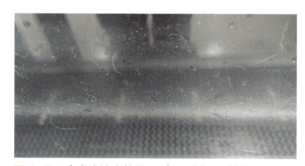

図4-3　水中療法実施後のプール側面に付着した毛と皮脂汚れ
水を張っている状態では気づきにくいが，水中に毛や皮脂の汚れがたまっている。

排便をしてしまう症例もいる。膀胱炎や皮膚炎などを患っている症例の場合には，排泄物が感染源ともなりうるので注意が必要である。

　人では文部科学省および国土交通省によってプールの安全標準指針[8]が，厚生労働省によって遊泳用プールの衛生基準[9]が定められている。一方で，動物に対して水中療法を実施する際の水質基準の報告はなく，筆者の知る限りでは，施設ごとにその対策も異なる。今後，動物の水中療法実施時における感染対策に関する研究も求められる。

　最後に，水中療法実施後は皮膚のケアをしっかりと行わなければならない。乾かしが不十分なことで，皮膚炎の発症やかゆみの原因となってしまうことも考えられる。また水中療法の過程で外耳に水が入ってしまうことも考えられるが，そのまま放置をしてしまうと外耳炎などの原因となる。水中療法実施後の乾かしについては飼い主に実施してもらうこともあるだろうが，乾かし方や注意点についても説明をしっかりと行うべきである。

参考文献

1) David L, Darry LM, Jeffrey F, et al. In: Aquatic Therapy: Canine Rehabilitation and Physical Therapy. Darryl L. Millis, David Levine, eds. 2nd ed. Saunders, 2014, pp.526-542.
2) David L, Denis JM, Darryl LM, et al. Effects of partial immersion in water on vertical ground reaction forces and weight distribution in dogs. *Am J Vet Res* 71(12). 2010, 1413-1416.
3) Anne DV, Tanja BR, Eja OP, et al. The impact of water depth and speed on muscle fiber activation of healthy dogs walking in a water treadmill. Acta Vet Scand 63(1). 2021, 46.
4) Megan B, Jade T, Roberta FG. Limbs kinematics of dogs exercising at different water levels on the underwater treadmill. *Vet Med Sci* 8(6). 2022, 2374-2381.
5) Nganvongpanit K, Boonchai T, Taothong O, et al. Physiological effects of water temperatures in swimming toy breed dogs. *Kafkas Univ. Vet. Fak. Derg* 20. 2014, 177-83.
6) Takuma M, Saya K, Aoi Y, et al. Changes in physiological parameters in healthy dogs on an underwater treadmill when the water level is set at the hip joint. *Research in Veterinary Science* 161. 2023, 20-22.
7) Alejandro ZR, Evandro Z, Samara BS, et al. Lactate and glucose thresholds and heart rate deflection points for Beagles during intense exercise. *Am J Vet Res* 80(3). 2019, 284-293.
8) 文部科学省・国土交通省，プールの安全標準指針 https://www.mlit.go.jp/kisha/kisha07/04/040929/04.pdf（参照日：2023年12月29日）
9) 厚生労働省，遊泳用プールの衛生基準について https://www.mhlw.go.jp/bunya/kenkou/seikatsu-eisei01/pdf/02a.pdf（参照日：2023年12月29日）

第4章
疾患ごとのリハビリテーション

1. 疾患ごとの適応
2. 椎間板ヘルニア
3. 変性性脊髄症
4. 変形性関節症
5. 大腿骨頭壊死症
6. 膝蓋骨脱臼
7. 前十字靭帯断裂
8. 高齢動物

第4章　疾患ごとのリハビリテーション

1　疾患ごとの適応

リハビリテーションプログラムの設計

リハビリテーションの適応となる疾患は様々である。犬・猫においては主に神経疾患や整形疾患に対して実施されることが多いが，人では心疾患や呼吸器疾患，腫瘍性疾患などでも適応されている。

同じ疾患であっても，症例ごとに臨床症状や実施可能な日常生活活動（Activities of Daily Life：ADL）なども異なってくる。そのため，疾患ごとに統一したリハビリテーションプログラムを決定することはできず，症例ごとにプログラムを設計することが必要である。

● 症例の評価と情報の統合

症例の症状や動作などの状態を観察し，検査・評価を行うとともに，飼い主やスタッフからの情報を統合し，目標を設定した上でリハビリテーションプログラムを考えることになる。それらの様々な情報を統合し，それぞれの情報を関連付けて説明できるように，人のリハビリテーションでは国際生活機能分類（International Classification of Functioning, Disability and Health：ICF）が活用されている。

ICFを用いた分類

ICFは2001年5月に世界保健機関（WHO）の総会において採択された，人の生活機能と障害の分類法である[1]。ICFの目的は，健康状況と健康関連状況を記述するための，統一的で標準的な言語と概念的枠組みを提供することである。また，ICFの概念には「失われたものを数えるな，残っているものを最大限に生かせ」というパラリンピックの父であるルートヴィヒ・グットマン博士の言葉と同じ考え方が根底にある[2]。

ICFは生活機能と障害に関することと，背景因子の2つの構成要素からなる[1]（**表1-1**）。ICFの概観を**表1-2**に示す[1]。

表1-1　生活機能と背景因子の定義
参考文献1をもとに作成

構成要素	用語	定義
生活機能	心身機能	心理的機能を含む，身体系の生理的機能を指す。
	身体構造	身体の解剖学的部分（各器官や肢体，その構成部分など）を指す。
	機能障害	著しい変異や喪失などの，心身の機能上もしくは身体構造上の問題を指す。構造障害も含む。
	活動	個人による，課題や行為の遂行を指す。
	参加	生活や人生場面における何らかの関わりを指す。
	活動制限	個人が活動（上記）をする際に生じる難しさを指す。
	参加制約	生活や人生場面に何らかの関わりをもつ際に経験する難しさを指す。
背景因子	環境因子	人々が生活している環境（自然環境などの物的環境，社会制度などの社会的環境，支援など人々の社会的な態度によって生じる人的環境）を構成する，生活機能に影響を与える外的な因子を指す。
	個人因子	年齢や性別，ライフスタイルや価値観など生活機能に影響を与える内的な因子を指す。

表1-2 ICFの概観

『「国際生活機能分類－国際障害分類改訂版－」（日本語版）の厚生労働省ホームページ掲載について』（厚生労働省）（参考文献1）を加工して作成

	生活機能と障害		背景因子	
構成要素	心身機能・身体構造	活動・参加	環境因子	個人因子
領域	心身機能 身体構造	生活・人生領域 （課題，行為）	生活機能と障害への外的影響	生活機能と障害への内的影響
構成概念	生理的な変化 （心身機能） 解剖学的な変化 （身体構造）	能力 標準的環境における課題の遂行 実行状況 現在の環境における課題の遂行	物的環境や社会的環境，人々の社会的な態度による環境の特徴がもつ促進的あるいは阻害的な影響力	個人的な特徴の影響力
肯定的側面	機能的・構造的統合性	活動できること 参加できること	促進因子	非該当
	生活機能			
否定的側面	機能障害 （構造障害を含む）	活動を制限していること 参加を制約していること	阻害因子	非該当
	障害			

　これらの様々な構成要素間の相互作用についての理解をよりよく視覚化するために**図1-1**のような図式が用いられている[1]。人におけるこれらの定義を犬・猫に置き換えることで，犬・猫のリハビリテーションにおいても活用できると考えられる。しかし，とくに「参加」については，犬・猫では判断が非常に困難な部分であり，家庭内での役割として考えるとよいかもしれない。ICFの動物への応用に関する研究報告もないため，今後さらなる研究が求められる。現状では，飼い主からの情報をもとに考えていくことになる。

　本章では，日常の獣医療において，主にリハビリテーション適応となるであろう疾患に関して，仮説の症例情報をもとに，ICFを示しながら，検査評価を元にした院内と自宅でのリハビリテーションプログラムの例を示す。なお，疾患がなくとも老齢動物に対してはリハビリテーションを実施することがあるため，老齢動物に対しても取り上げる。

第 4 章　疾患ごとのリハビリテーション

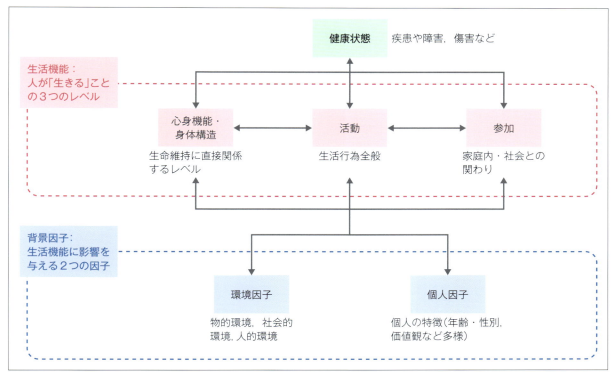

図 1-1　ICF を構成する要素の相互作用
表 1-1, 1-2 で解説した要素は相互に作用している。一番上の「健康状態」は、WHO の国際疾病分類（ICD）第 10 版により分類されるもので、ICF とも関連が深い。
参考文献 1 をもとに作成

参考文献
1) 厚生労働省,「国際生活機能分類—国際障害分類改訂版—」（日本語版）の厚生労働省ホームページ掲載について, https://www.mhlw.go.jp/houdou/2002/08/h0805-1.html
2) ICF とリハビリテーション連携を考える会. マンガと図説で見てわかる ICF（国際生活機能分類）の使いかた. メディカ出版. 大阪. 2023

第4章 疾患ごとのリハビリテーション

2 椎間板ヘルニア

概要

● 病態と原因

椎間板ヘルニア（Intervertebral Disk Herniation：IVDH）は犬の神経機能障害の一般的な原因であり，しばしば外科的治療を必要とする[1]。ミニチュア・ダックスフンドに代表される軟骨異栄養犬種では，軟骨様変性に伴う椎間板の弾力性の低下により変性した髄核が脱出し急性発症する病態であるHansen Ⅰ型の椎間板ヘルニアを好発する。Hansen Ⅱ型の椎間板ヘルニアは非特異的な加齢性変化により線維輪が背側へ突出する慢性進行性であり，様々な犬種において発症する。

● 診断と治療

グレード分類

椎間板ヘルニアは頚部と胸腰部において発症するが，それぞれの重症度として頚部は3段階，胸腰部は5段階で評価される（**表2-1**）[2]。診断にはX線検査やCT検査，MRI検査といった画像検査と神経学的検査などが実施される。

重症度グレードⅠの場合にはケージレスト（安静）と消炎鎮痛薬などの薬物療法による内科療法を選択されることが多いが，症例の状況によっては外科療法も選択されることがある[2]。

胸腰部椎間板ヘルニアに対する外科治療後の経過をまとめた報告[3]によると，手術前に深部痛覚を認めた症例においては97.7％が手術後に歩行が可能であったが，深部痛覚が認められなかった症例では手術後に歩行可能であったのは52.1％にとどまった。そのため，手術後の予後を考える上で，深部痛覚の有無を確認することが重要となる。

合併症のケア

術後の長期的な合併症として失禁や永続的な神経学的な悪化，自傷行為が認められている[3]。それらの他にも，症例の状態に応じて褥瘡管理や呼吸管理，糞尿管理，食事管理についても考えていかなければいけない。

表2-1 椎間板ヘルニアの臨床症状によるグレード分類
参考文献2より引用・改変

重症度	頚部椎間板ヘルニア	胸腰部椎間板ヘルニア
グレードⅠ	頚部痛のみ	背部痛のみ
グレードⅡ	起立可能な不全麻痺	両後肢での起立歩行可能な不全麻痺
グレードⅢ	起立歩行不能で横臥位状態	両後肢での起立歩行不可能な不全麻痺
グレードⅣ		両後肢の完全麻痺
グレードⅤ		両後肢の深部痛覚の消失

神経リハビリテーション多剤併用療法

その他の報告として，椎間板ヘルニアの手術後リハビリテーションプログラムとして，神経リハビリテーション多剤併用療法（neurorehabilitation multimodal protocol：NRMP）の有効性が示されている[4]。NRMP は第 3 胸椎から第 3 腰椎間の Hansen Ⅰ型の歩行不可能な症例に対して，術後 3 カ月以降に適応が可能な方法であり，運動療法・電気刺激法・カリウムチャネル遮断薬である 4 -アミノピリジン（4 -AP）による薬物療法を併用する方法である。

NRMP の結果については，深部痛覚が認められた症例で NRMP 開始後平均 47 日以内に 100％で歩行が可能となり自力排尿も可能であった。また深部痛覚が認められなかった症例においても 78％が平均 62 日で歩行可能となり，自力排尿も可能になった[4]。

● 予後

人の脊髄疾患では，手術後に理学療法で管理することが一般的であるが，その効果に関する研究の数は少なく，理学療法介入の有効性を判断するに至っていない[5]。

犬において，片側椎弓切除術後のリハビリテーションプログラム実施の有無による予後を調査した報告[1]によると，術後の回復期間に違いはなかったものの，リハビリテーションを実施したことで機能が完全に回復する可能性が高まり，また術後合併症を減少させたことが示されている。さらに術後の自宅でのリハビリテーション実施を検討した他の文献[6]においても，同様の結果が報告されている。しかし，これらの報告では実施しているリハビリテーションプログラムについては統一されていなかった。そのため人と同様に犬においてもエビデンスとしては乏しい状況である。そのため，今後のさらなる研究や症例報告が望まれる。

● 主な臨床症状

頚部椎間板ヘルニア[2]

・知覚過敏
・筋肉の緊張
・頚部下垂
・四肢の歩行異常
・横臥位姿勢

胸腰部椎間板ヘルニア[2,3]

・震え
・活動性の低下
・背弯姿勢
・後肢の歩行異常
・犬座姿勢
・痛覚の消失
・排尿機能障害

● リハビリテーションの主な目的

・疼痛の緩和
・筋萎縮を最低限にする，予防する，改善させる
・筋肉の協調性，固有位置感覚の回復
・健常肢の機能維持

リハビリテーション実施例①

● 症例情報

ミニチュア・ダックスフンド，避妊雌，8歳齢

①診断名
第1-2腰椎間の椎間板ヘルニア　グレードⅣ

②現病歴
　シャンプー実施時に突如キャンと鳴き，そこから後肢が動かなくなった。翌日に診察を受け，椎間板ヘルニアと診断。同日，片側椎弓切除術を実施。術後より自力での排尿が可能となり，自力での起立と，ふらつきながらも自力での歩行が可能となった。術創の抜糸も終了し，術後1カ月が経過している。

③飼い主からの主訴
　ふらつきや後肢を引きずった状態でどうにか歩くことが出来ている。

④飼い主の希望
　以前のように公園でも自由に遊ぶことができる状態にまで回復させてあげたい。

● 検査・評価

①一般身体検査
BCS 4/9，関節可動域の減少ならびに疼痛は認められず。

②神経学的検査
　左右後肢の固有位置感覚の消失，左右後肢の踏み直り反応の低下，左右膝蓋腱反射の亢進がみられた。その他の異常所見は認められない。

③大腿部周囲長測定
右大腿部15センチ，左大腿部16センチ（左右大腿部の顕著な筋肉萎縮を認める）

　症例のICFを**図2-1**に示す。

第4章　疾患ごとのリハビリテーション

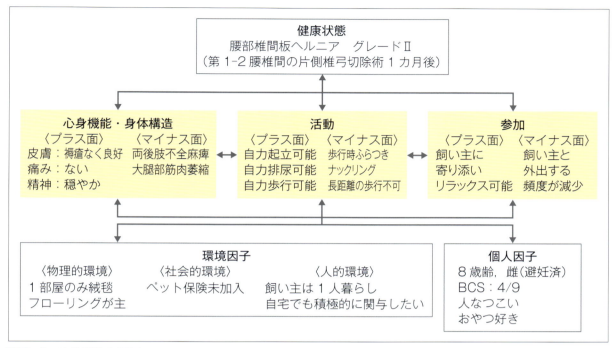

図2-1　実施例①のICF

院内での処置

●最終目標の設定

　本症例においては，飼い主の希望にあわせ，リハビリテーションの最終目標を「公園で自由に遊べるようになる」と設定することができる。その最終目標に向かってクリアしていかなければいけないこととして，固有位置感覚の改善ならびに大腿部筋肉量の増加が挙げられる。

●リハビリテーションの実施

　まずはリハビリテーションを実施する前に，温熱療法を大腿部筋肉に適用する。またマッサージについても実施したい。本症例では不全麻痺のある後肢をかばうために前肢や背中の筋肉が健常時にくらべて酷使されている状態であるため，後肢の他にも前肢や背中全体にも施術を行う。

　固有位置感覚の改善を目的に，まずは他動的関節可動域運動として起立位でサイクリング運動を実施する。この際，パッドからの刺激をしっかりと与えながらゆっくりと大きく弧を描くようにして動かしていく。起立維持が可能なため，補助下でのバランスボールやバランスディスクを用いた起立維持訓練も実施する。障害物歩行についても，まずは棒を床面に直接置き，その棒をまたがせることも実施できるだろう。

　大腿部筋肉量の改善のため，積極的に自動運動を実施していく。自動運動に加えて低周波治療器による大腿部筋肉への電気療法が実施可能であれば，より筋肉量の改善につながる。電気刺激に対する症例の反応を確認する。

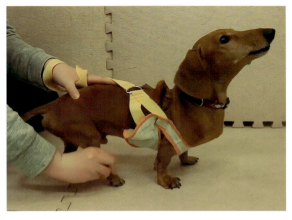

図2-2　前肢用ハーネスを用いたサイクリング運動の一例

自宅で飼い主が1人でサイクリング運動を実施しようとしたところ，本症例はすぐに前方へ移動しようとしてしまい，実施困難であったが，前肢用ハーネスを使うようになってからは，飼い主1人でもサイクリング運動の実施が可能となった。

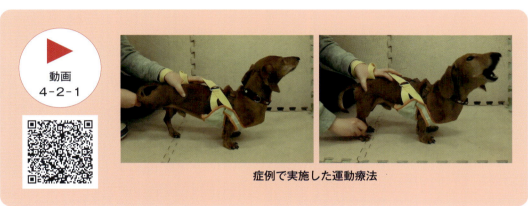

動画 4-2-1

症例で実施した運動療法

自宅での処置

　自宅で実施してもらうリハビリテーションプログラムを考案するためには，自宅でリハビリテーションに取り組んでもらえる人的環境であるかどうかを確認するとよい。

● 自宅でのリハビリテーション

　マッサージについては，自宅でも飼い主とリラックスした環境で実施可能なためぜひ行いたい。サイクリング運動については，前肢用ハーネスを用いることで，症例の後方からある程度の活動性を抑制させながらも起立位で実施することが出来る可能性がある（**図2-2**，**動画4-2-1**）。

　また食事の際には起立位姿勢をキープさせてもらう。重力に逆らい，起立位を維持することも大腿部筋肉量改善に効果的である。固有位置感覚やバランスを強化するために，起立位姿勢をキープさせている際に，腰を左右にやさしく押すことで体重移動をさせるのもよい。

● 飼育環境の改善

　本症例の飼育環境では1部屋のみ絨毯が敷かれているとのことであったが，絨毯の毛足の長さや素材などによっては，かえって滑りやすいこともある。そのため飼い主には，絨毯で滑りやすくなっていないかどうか，しっかりと踏ん張ることが出来ているかどうかなどを確認していただき，場合によっては別のマットを準備してもらうようにする。

第4章 疾患ごとのリハビリテーション

リハビリテーション実施例②

●症例情報

ミニチュア・ピンシャー，去勢雄，12歳齢

①診断名
第3–4頸椎間の椎間板ヘルニア　グレードⅢ

②現病歴
　四肢不全麻痺を認め歩行困難となり他院を受診。椎間板ヘルニアと仮診断され，内科療法を行いやや改善していたものの，2カ月後に再度歩行困難になり寝たきりの状態にまで悪化。寝たきりの状態になってから約1カ月経過した時点で当院を受診。MRI検査にて病変部位を特定しベントラルスロット術を実施。術後も寝たきりの状態がつづき1カ月が経過している。

③飼い主からの主訴
　どんどん痩せ細ってきており，動くことが少なく寝ていることが多い。

④飼い主の希望
　また歩けるようになってほしいが，それはもう難しいと思うので，せめて多少でも自ら動けるようにはなってほしい。

●検査・評価

①一般身体検査
　BCS 2/9，左右肩関節の関節可動域制限あり。

②神経学的検査
　四肢の姿勢反応の消失および膝蓋腱反射の亢進，浅部痛覚あり。

③大腿部周囲長測定
　上腕部左右7 cm，大腿部左右10 cm（前後肢ともに著しい筋萎縮を認める）。

　症例のICFを図2–3に示す。

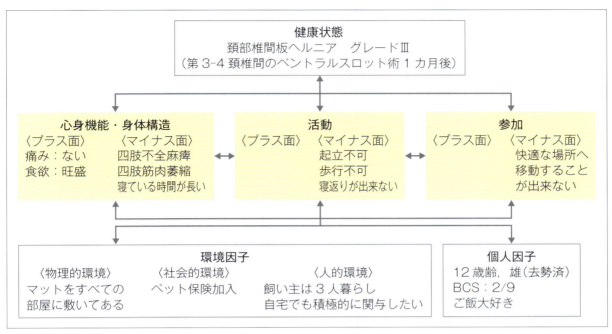

図2-3 実施例②のICF

院内での処置

●最終目標の設定

本症例において，最終目標は「自力で移動可能となる」と設定することができるだろう．その最終目標に向かってクリアしていかなければいけないこととして，まずは寝たきりの状態から自力で伏せの姿勢へ移行できるようにし，その姿勢を維持することが出来るようにしていく必要がある．

●リハビリテーションの実施

寝たきりの状態から一気に起立を目指すのは困難である．上体を起こし，伏せの姿勢へ移行する際には，頭と前肢の動きが重要となる．横臥位姿勢の支持基底面を狭くすることで上体を起こしやすくなる．そのためには，頭を上げる，肘を曲げることが求められる（**図2-4**）．本症例では特に左右肩関節の可動域が制限されている．そのため，温熱療法やマッサージを実施した後に，肩関節のストレッチ運動を実施し，肩関節可動域の改善を目指した．また四肢を屈曲させ，伏せの姿勢を安定させるために，補助をしながら伏せの姿勢維持を練習した（**図2-5，動画4-2-2，4-2-3**）．

四肢の神経機能改善を目的に，肉球をマッサージして肢端部から刺激を与える．また歩行の再学習のために水中トレッドミルでの歩行訓練やハーネスやカート（車椅子）を活用し，徒手的に症例の前肢と後肢を歩いているときと同様に動かすことも有効かもしれない（**図2-6，動画4-2-4**）．筋肉量改善のためには，電気刺激法を実施することも考慮する．

症例は食欲旺盛のため，各プログラム実施時にもごほうびとしてトリーツやフードをうまく活用しながら症例のやる気を引き出していくことも重要である．

第4章 疾患ごとのリハビリテーション

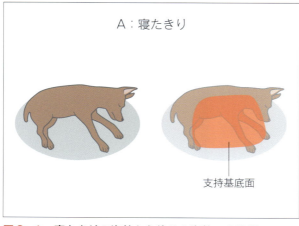
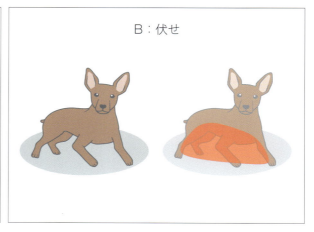

図2-4　寝たきりの姿勢から伏せの姿勢への移行
Bの姿勢では，左前肢を屈曲することができており，頭部も持ち上げられている。Aの姿勢とくらべて支持基底面が狭くなっていることで，起立が容易になる。

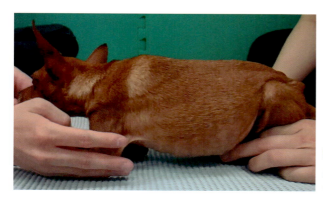

図2-5　補助をして伏せの姿勢練習をしている様子
肢端がすぐに伸びてしまう場合には，肢先を軽く保持することで姿勢の維持を補助する。

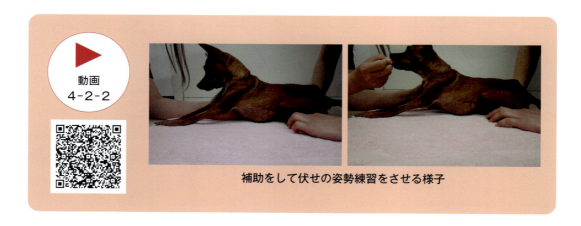

動画 4-2-2

補助をして伏せの姿勢練習をさせる様子

自宅での処置

　自宅においても院内と同様に，肩関節の可動域運動やストレッチ運動を実施してもらった。ただし，過度なストレッチは軟部組織を痛めてしまう原因となるため，まずは院内で飼い主とスタッフが一緒に実施をすることで，飼い主自身が適切に実施することができるかを確認してからの方が安全である。その他にも，食事の際

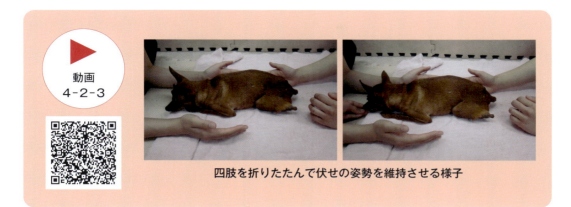

四肢を折りたたんで伏せの姿勢を維持させる様子

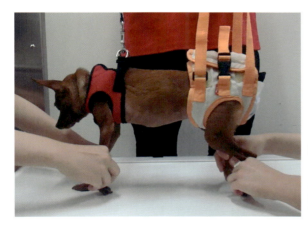

図2-6　徒手的に四肢を動かしての
　　　　トレッドミルの実施
ハーネスを用いて起立姿勢を維持しながら，前肢側と後肢側から徒手的に補助をすることで陸上トレッドミルを実施している。

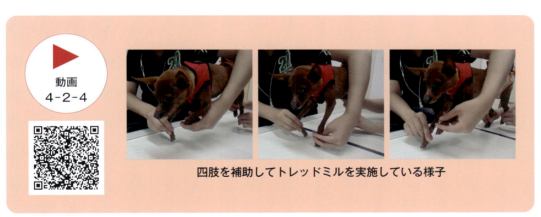

四肢を補助してトレッドミルを実施している様子

には飼い主が補助して伏せの姿勢をキープさせるようにした。

　またカート(車椅子)の導入についても早期から検討するとよい。飼い主によっては，「カートを導入する＝もう一生自力で歩けない」といったネガティブな印象をもつ場合がある。一方で，人医療では車椅子は入院中の一時使用など，決して一生歩けないということが確定した時点から使用するものではないはずである。動物のリハビリテーションを行うにおいてもこの認識の違いについて，しっかりと飼い主と意思疎通し，カート導入の目的や期間などについてインフォームする必要がある。

　前肢の機能低下には，4輪のカート使用が望ましい。カートという補助具を使用して，まずは起立維持訓練から始めることが可能であり，その後には自力歩行へ向けた歩行訓練にも活用することができる。

第4章　疾患ごとのリハビリテーション

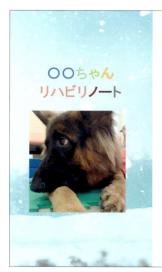

図2-7　リハビリテーションノートの例
食欲やその日の体調を飼い主にも把握してもらった上で，自宅で実施してもらうリハビリテーション手技や，その際の様子などを記録してもらうことで，来院時に自宅での症例の様子を把握する情報として活用することが可能である。

飼い主との連携

　動物へのリハビリテーションは，やはり椎間板ヘルニア症例に対して実施することが多い。また神経機能の回復状態にもよるが，比較的長期間，飼い主と連携しながらのリハビリテーションとなる。そこで飼い主のリハビリテーションに対するモチベーション低下についても気を付けたい。

●リハビリテーションノートの作成

　施設によっては，リハビリテーションノートを作成し，毎日自宅での様子を記入してもらうことで，自宅でのリハビリテーションの様子を獣医療スタッフが把握するのに活用している（図2-7）。また飼い主自身も，リハビリテーションノートがあることで，毎日のルーティーンとしてリハビリテーションに取り組みやすいという場合もある。

●リハビリテーションの頻度に関する飼い主指導

　深部痛覚がない症例に対して，自宅でリハビリテーションに取り組んでもらう際には，関節への負荷などについても意識しなければならない。飼い主によっては，屈伸運動をするとよいのならば，少しでも多くの回数を実施しようと考える場合もある。実際に，筆者も「屈伸運動がよいと聞いたから，毎日夕方に100回曲げ伸ばしをやっていました」という飼い主に会ったことがある。手技の説明でも触れたとおり，過剰な運動，過剰な回数は，かえって関節などを痛めてしまう恐れがある。新たな疾患を発症させないためにも，しっかりと飼い主と連携しながら実施をする必要がある。

参考文献

1) Michelle MH, John MB, Richard BE, et al. Influence of in-house rehabilitation on the postoperative outcome of dogs with intervertebral disk herniation. *Vet Surg* 46(4). 2017. 566-573.
2) 中村裕也. 椎間板ヘルニア　In：犬の治療ガイド2020 私はこうしている　辻本元，小山秀一，大草潔ら　編. エデュワードプレス，2020, pp578-584.
3) Aikawa T, Fujita H, Kanazono S, et al. Long-term neurologic outcome of hemilaminectomy and disk fenestration for treatment of dogs with thoracolumbar intervertebral disk herniation: 831 cases (2000-2007). *J Am Vet Med Assoc* 241. 2012 1617-1626.
4) Ângela M, Débora G, Ana C, et al. Functional Neurorehabilitation in Dogs with an Incomplete Recovery 3 Months following Intervertebral Disc Surgery: A Case Series. *Animals (Basel)* 11(8). 2021. 2442.
5) Gilmore SJ, McClelland JA, Davidson M. Physiotherapeutic interventions before and after surgery for degenerative lumbar conditions: a systematic review. *Physiotherapy* 101. 2015. 111-118.
6) Michelle MH, John MB, Richard BE, et al. Influence of in-house rehabilitation on the postoperative outcome of dogs with intervertebral disk herniation. *Vet Surg* 46(4). 2017. 566-573.

第4章 疾患ごとのリハビリテーション

3 変性性脊髄症

概要

● 原因と疫学

犬の変性性脊髄症(Degenerative Myelopathy：DM)は犬の脊髄に発症する神経の変性疾患である。

病態としては痛みを伴わない慢性進行性の後肢の不全麻痺からはじまり、徐々に前肢の麻痺、呼吸筋麻痺へと進行する神経疾患である。リハビリテーションを計画する際には病状が慢性的に進行するということを前提とする。

ジャーマン・シェパード・ドッグやバーニーズ・マウンテン・ドッグなど多くの犬種で報告[1]されているが、日本国内ではウェルシュ・コーギー・ペンブロークでの発症が多い[2]。

DMの原因としてはスーパーオキシドジスムターゼ1(SOD1)遺伝子の変異が関与していると考えられているが、詳細なことは分かっていない[3]。椎間板ヘルニアや脊髄腫瘍との鑑別が重要であるが、併発していることもあるため注意して診断する必要がある。

● 治療

発症から約3年をかけて進行する慢性疾患であるため、その都度、症例の状態に応じて支持療法を行う。DMに対する有効な治療法は確立されておらず、ステロイドやNSAIDsには治療効果がないとされている[2]。一方で、理学療法を実施したことでより長く歩行可能期間を保てたという報告[1]もある。そのため、爪周囲の擦過傷などに注意しながらも、しっかりと運動量を維持するように努め、臨床症状が進行するとともに看護的ケアについてもしっかりと介入をしていくことが求められる。

● 主な臨床症状

・後肢の運動失調から始まる。
・その後、後肢の上位運動ニューロン性不全麻痺、下位運動ニューロン性麻痺へと進行する。
・麻痺は前肢に認められるようになり、四肢の完全麻痺から横臥位状態、呼吸筋麻痺へと進行。
・全病期で疼痛は認められない。

● リハビリテーションの主な目的

・運動機能の維持
・残存機能に対するケア
・併発疾患の発生予防

第4章 疾患ごとのリハビリテーション

リハビリテーション実施例

● 症例情報

ウェルシュ・コーギー・ペンブローク，去勢雄，11歳齢

①診断名
変性性脊髄症

②現病歴
1カ月前から後肢がふらつくようなしぐさが認められた。遺伝子検査と血縁関係を確認し，変性性脊髄症と診断された。自宅での運動量を減らさないようにしながら経過観察をしていた。

③飼い主からの主訴
ここ最近，とくに右後肢のふんばりが弱く，爪が斜めに削れている。

④飼い主の希望
苦しみがない状態で可能な限り一緒に過ごしたい。

● 検査・評価

①一般身体検査
BCS 6/9，関節可動域の減少ならびに疼痛は認められず，心雑音・不整脈なし。

②神経学的検査
右後肢の固有位置感覚と踏み直り反応の低下がみられた。その他の異常所見は認められず。

③大腿部周囲長測定
左右ともに周囲長の差は認められず。

症例のICFを図3-1に示す。

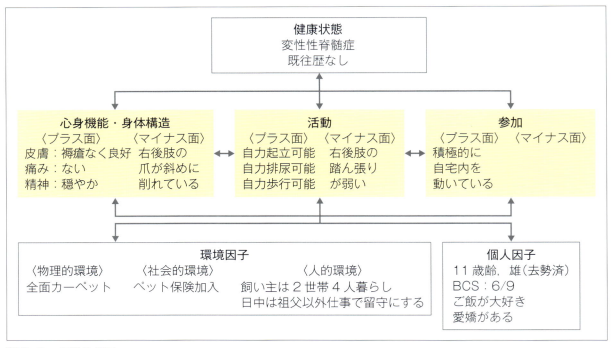

図3-1　症例のICF

院内での処置

●運動機能維持を目的としたリハビリテーション

　本症例のように，すでに自宅での運動量について意識している飼い主の場合，院内でリハビリテーションに取り組むにあたっては，自宅では実施困難な運動機能維持を目的としたプログラムを実施する。特に本症例のように循環器疾患を併発していないようであれば，水中トレッドミルの実施がすすめられる。

　水中トレッドミルは，水位を大腿骨中部の位置で実施することで，陸上歩行とくらべて大腿部筋肉の活動量を増大させることが可能であり[4]，また水の浮力によって関節への負重が軽減されるため，効果的に運動を実施することが可能となる。

　症例の疲労程度を確認しながら，過負荷とならないように注意深く歩行時間や運動間隔を設定していく。なお，DMの症状が進行し，前肢の運動機能が低下してきた場合には，顔を入水させてしまい誤嚥してしまうリスクがあるため，その時点で水中トレッドミルは中止する。

●バランスディスクを用いたリハビリテーション

　その他にも，バランスディスクなどを用いた起立維持を実施することで，体幹を鍛えることも検討される。はじめから前肢と後肢の両方をバランスディスクに乗せるのではなく，まずは後肢のみバランスディスクへ乗せ，同程度の高さのマットなどに前肢を乗せるようにした方が，症例への負担も小さい（図3-2）。慣れてから徐々に全身をバランスディスクに乗せていくようにする。

第4章　疾患ごとのリハビリテーション

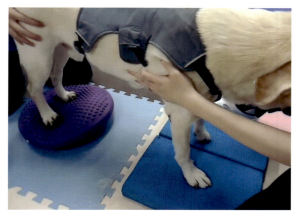

図3-2　バランスディスクを使用している様子
後肢のみをバランスディスクに乗せて起立維持を実施している様子。前肢やバランスディスクが滑らないようにマットを敷いている。

自宅での処置

●減量プログラム

　本症例においては過体重であったため，今後のDMの進行に伴い歩行機能が低下してきた際に，歩行困難が早まることが予想される。そのため，体重減量プログラムの実施は必須である。本症例のように食事に対して積極的で，過食になりやすい症例であれば，食事の際に食べにくい容器を用いることで，食事時間を延長できる。さらに食べている間に起立姿勢を維持させることで，筋肉を使うこととなり，運動量を増やすことにつながる。

　また，ノーズワークやコングなどの使用でも，運動量を増やすことが期待される。フードのカロリー計算の他にも適度な運動を取り入れることで，運動機能維持と体重減量に取り組めるように飼い主へ指導していく。また本症例のように，家族構成として二世帯や三世帯で暮らしているケースもある。同居している方全員の共通理解を得られるように工夫が必要である。

●カートの使用

　DMの症例のように歩行困難な場合には，カート（車椅子）の導入についても検討を進める。すべての症例において，はじめからスムーズにカートを使用できるとは限らない。症例によっては，カートに慣れず固まってしまい歩行できない場合がある。後肢の運動機能が消失してからカートを使用すると，カートに慣れるまでの間どうしても運動量が減少してしまい，そのことが前肢の運動機能維持に多少なりとも影響を与えてしまうかもしれない。そのため，病態が進行してからではなく，早めのタイミングからカートを使用することも検討したい。

　カートの四肢を入れる箇所の高さを調整することで，症例のカート使用時の荷重についても調整することができる。そのため，陸上においても水中トレッドミルと同様に過体重による関節への負荷を調整しながらも運動を実施しやすくなる。2輪タイプのカートにするのか，4輪タイプのカートにするのかについては，進行性の疾患であり将来的に前肢の運動機能の低下も認められるようになるという予後予測からも，はじめから4輪タイプの作成を検討した方がよいかもしれない。少なくとも，2輪カートを使用する場合においても，途中で4輪への改良が可能なのかについては確認をしておく必要がある。

112

その他に，前肢と後肢を含め，全身のマッサージは実施したい。どの病態ステージにおいても運動機能を維持していくために筋肉などの軟部組織へのケアは重要である。自宅で症例，飼い主の双方がリラックスして過ごせる時間も大切にしたい。

飼い主のQOLへの影響

　最後に，少し話は変わるがアメリカのミズーリ大学の研究チーム（Research Center for Human-Animal Interaction: ReCHAI[5]）が人間と動物の相互作用による健康に関する研究を行っている。その研究チームの報告によると，研究参加者に保護犬と毎週散歩してもらうことで，参加者の身体活動を増加させる動機付けとなり，また保護犬も適度な運動を行うことができ，双方の健康が向上した。また保護犬の新たな家族との出会いにもつながる。アメリカには，その研究チームが関与した，犬と同伴可能な老人ホームである「タイガープレイス」が運営されている。本症例のように，高齢者の方が同居されている場合，日中生活の中で症例と何かしら関わってもらうことで，症例，高齢者ともによい影響が得られる可能性があるのではないかと考えられる。

飼い主との連携

　DMは不可逆性に進行する慢性疾患である。少しずつ，運動機能が低下していき，症状が悪化していくことを理解していたとしても，やはりその状態を目の当たりにしていくと飼い主自身が動揺してしまうことが考えられる。例えば，自力で後肢を動かすことができなくなってしまったとする。獣医師による神経学的検査の結果からも姿勢反応の消失が認められ，その現実を突きつけられた飼い主の中には，やはり悲しい気持ちに包まれて意気消沈してしまう場合もあるだろう。しかし，本疾患では基本的に疼痛は認められないわけであり，症例自身，動きにくくなった苦しさはあるだろうが，ものすごく苦しんでいるということではないかもしれない。現状で症例に対して実施してあげられることについて，飼い主の気持ちを汲み取りながらもアドバイスできるよう，時間を確保して話をする機会を設けていきたい。

　同様に，進行性の疾患であるという性質上，最終的に安楽死を考えなければいけない状態になるかもしれない。その際にも，それまでの間に飼い主とどれだけ連携しながら過ごしてきたのかによって，より適切な結論を導きやすくなるだろう。本疾患に関しては飼い主もだが，獣医療スタッフにとっても辛いことだろう。飼い主と一緒に，リハビリテーションの目的でもある，その時点での生活の質をどうやったら改善していけるのか，「運動機能」という部分だけではなく，より広い視野で考えていきたい。

参考文献

1) Kathmann, I., Cizinauskas, S., Doherr, M. G., Steffen, F. and Jaggy, A. Daily controlled physiotherapy increases survival time in dogs with suspected degenerative myelopathy. *J Vet Intern Med* 20. 2006. 927-932.
2) 中田浩平，神志那弘明．変性性脊髄症　In：犬の治療ガイド2020 私はこうしている　第1版．辻本元，小山秀一，大草潔ら編．エデュワードプレス．2020. pp591-593.
3) Awano T, Johnson GS, Wade CM, et al. Genome-wide association analysis reveals a SOD1 mutation in canine degenerative myelopathy that resembles amyotrophic lateral sclerosis. *Proc Natl Acad Sci U S A* 106. 2009. 2794-2799.
4) Anne DV, Tanja BR, Eja OP, et al. The impact of water depth and speed on muscle fiber activation of healthy dogs walking in a water treadmill. *Acta Vet Scand* 63(1). 2021. 46.
5) Research Center for Human-Animal Interaction. https://cvm.missouri.edu/research/research-center-for-human-animal-interaction/

第4章 疾患ごとのリハビリテーション

4 変形性関節症

概要

●病態と原因

　変形性関節症（Osteoarthritis: OA / 変形性骨関節症 Degenerative Joint Disease: DJD）は，獣医学で診断される最も一般的な関節疾患[1]であり，参考文献2によると「関節軟骨の変性と破壊，関節辺縁や軟骨下骨における骨の増生，そして二次性滑膜炎を伴う，進行性かつ非感染性の関節疾患」と定義されている[2]。

　骨折や脱臼，肥満などによって軟骨細胞やコラーゲンが損傷したり，もしくは老化や軟骨軟化症などによってプロテオグリカンやコラーゲンが分解されることで，関節軟骨に形態的な損傷が生じてしまう。また関節を構成している滑膜に炎症を起こす[3]ことで痛みや関節の腫れ，関節拘縮など運動機能が損なわれてしまいQOLが著しく低下する。

　その他に発症の危険因子としては8歳齢以上や避妊去勢手術済みであることなどが挙げられている[1]。また滑膜の炎症に伴い比較的初期の段階から関節痛を示すようになる。

●治療

　変形性関節症の進行は不可逆的であり，根治できるわけではないため，治療としては体重管理や飼育環境の改善，疼痛管理といった保存療法が中心となる[2]。一方で，半月板損傷や関節脱臼，関節の形成異常に続発している場合には，外科手術の適応についても検討をする必要がある。

　体重管理に関しては，過体重が本疾患発症の危険因子にも挙げられている[1]。また股関節の変形性関節症による後肢跛行を示す肥満犬が，体重減少のみで跛行が改善したという報告[4]もあることからも，体重管理が非常に重要であることが分かる。

投薬による疼痛管理

　滑膜炎の痛みにはシクロオキシゲナーゼ（COX）から誘導されるプロスタグランジンE_2が関与している[2]。そのためCOXを抑制する目的でNSAIDsが使用されている。近年では長期作用型のNSAIDsも登場し，疼痛管理のための新たな選択肢も増えている[2]。リハビリテーションにも疼痛管理を目的に実施するプログラムもあるが，NSAIDsやサプリメントなどの投与についても検討をしていく。

サプリメントの選択

　疼痛管理の一助としてグルコサミンやモエギイガイなど関節の炎症を抑える効果が期待される成分を含むサプリメントが多く販売されている。サプリメントによって錠剤や液体，カプセル状といったように，その形状や大きさなども様々である。サプリメントに即効性を求めることは難しく，ある程度の継続が必要であるため，動物の嗜好性や一般状態への影響なども考慮しながら選択をしていきたい。

●主な臨床症状

・運動量の減少
・不活発になる
・ジャンプをしなくなる
・排泄時に踏ん張れなくなる
・歩行時に痛がる様子がある

●リハビリテーションの主な目的

・疼痛緩和
・運動機能の維持，改善

リハビリテーション実施例

● 症例情報

ボーダー・コリー，避妊雌，9歳齢

①診断名
右手根部の変形性関節症

②現病歴
先月のアジリティー大会くらいから走るスピードが遅くなってきていた。

③飼い主からの主訴
最近走るスピードが遅くなってきた。

④飼い主の希望
また元気に走り回ってほしい。

● 検査・評価

①一般身体検査
BCS 5/9，心雑音や不整脈はなし，立位姿勢は正常。

②歩様検査
跛行スコア1/5，右前肢負重時の軽度跛行。

③触診
右手根部屈曲時に疼痛あり，関節可動域や筋肉量に異常は認めず。

④X線検査
右手根関節面が左手根関節面にくらべてやや不鮮明。

症例のICFを図4-1に示す。

第4章　疾患ごとのリハビリテーション

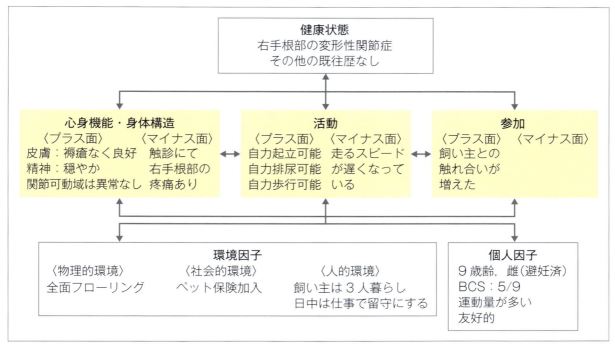

図4-1　症例のICF

院内での処置

　本症例の場合，比較的軽度の状態で変形性関節症と診断されている。疼痛の程度についても，NSAIDsの投与については獣医師によっても意見が分かれるレベルではないかと考えられる。NSAIDsを処方しない場合においても，痛みが強く出ないか引き続き経過観察は必須である。しかし，触診にて疼痛を認めるため，マッサージや温熱療法，低出力レベルレーザー治療，超音波療法などを疼痛緩和目的に患肢へ施術するとよい。

　また本症例では日常の運動量が多く，過度な運動制限はかえってストレスを与えることになることから，関節への負荷を軽減しながらも運動を行える水中療法の実施がよいと考えられる。水中トレッドミルを実施する場合には，水位を症例の股関節付近と深めに設定することで，関節への負重を軽減させながらも運動強度を増し筋力維持も可能であり，症例の気持ちにもプラスの効果を与える。

自宅での処置

●体重管理

　本症例は適正体重であったため，減量プログラムの実施は必要ないが，今後，変形性関節症がより進行して運動量が減少してきた場合には，それまでと同量の食事量ではカロリーオーバーになることが想定され，過体重になる可能性が考えられる。また年齢からも少しずつ代謝が減少するなどの影響があるかもしれない。そのため，日ごろから自宅でも症例の体重測定を行ってもらうことで体重管理の意識をもってもらうようにした方がよいと考えられる。

●飼育環境の改善

自宅内環境として床が全面フローリングのため，滑りやすい環境で患肢へ負担がかかっていたことが考えられる。そのため，症例の活動範囲だけでもマットを敷くなどの対応を考えてもらう必要がある。

●運動量の確保

アジリティー大会でジャンプをする機会が多く，症例は楽しんで実施しているとのことであるが，やはりジャンプや段差などは関節に対しては衝撃が強い運動となる。そのため，そういった負荷の高い運動は避けるよう指導する。アジリティーでの運動が実施できない代わりに症例が楽しんで実施でき，関節への負荷があまりかからない運動へと切り替えていくことが望ましい。散歩の回数を増やすことは飼い主の仕事の関係からも難しいだろうが，散歩ルートの変更などは検討できるかもしれない。例えば上り坂が自宅周囲にある場合，平坦なルートを歩くよりも上り坂であれば重心が尾側に移動することで，手根関節への負重を軽減させながら後肢への負荷を強め，結果的に運動量を増やすこともできる。また座り立ち運動なども自宅で実施しやすいだろう。

●自宅でのリハビリテーション

その他に，自宅でもマッサージや温熱療法は実施することが可能である。しかし，温熱療法に関しては急性炎症時は禁忌となるため，患肢を触らなくとも痛がる様子が認められる場合などには実施しないように，注意すべき点も含めて飼い主に指導する必要がある。

飼い主との連携

自宅での痛みの様子について，飼い主にしっかりと観察してもらい，飼い主自身で疼痛の程度を判断できるようにすることが大切である。この痛みの判断が適切ではない場合，動物に苦痛を与えながら運動を実施する，すなわち拷問状態になってしまう。動物のどういったしぐさが痛みのシグナルなのか，飼い主にしっかりと伝え理解してもらうことが重要である。「動物のいたみ研究会」は飼い主への啓発に活用できる慢性疼痛に関するポイントとチェックリストを公開し[5]，また企業と共同で猫の痛み評価が可能なツール（Cat Pain Detector: CPD[6]）を開発している。このツールは猫の顔の表情をAIで分析することで，猫が「痛みを抱えている顔」を90％以上の精度で判別できるようである。特に猫が痛みを感じているのか，獣医療従事者であっても判断が犬にくらべると難しいと感じるのではないだろうか。今後も様々なツールが使えるようになることが期待されるが，大切なのは，それを飼い主としっかりと共有することである。少しでも痛みが軽度なうちにリハビリテーションを開始し病態の進行を遅らせていくことが大切である。

参考文献

1) Anderson KL, et al. Prevalence, duration and risk factors for appendicular osteoarthritis in a UK dog population under primary veterinary care. *Sci Rep* 8(1). 2018. 5641.
2) 枝村一弥．変形性関節症．In：犬の治療ガイド2020 私はこうしている．辻本元，小山秀一，大草潔ら編．エデュワードプレス．2020．pp690-693．
3) Alexander M, Philip GC. Synovitis in osteoarthritis: current understanding with therapeutic implications. *Arthritis Res Ther* 19(1). 2017. 18.
4) Impellizeri JA, Tetrick MA, Muir P. Effect of weight reduction on clinical signs of lameness in dogs with hip osteoarthritis. *J Am Vet Med Assoc* 216(7). 2000. 1089-1091.
5) 慢性疼痛に関するポイントとチェックリスト．動物のいたみ研究会．https://dourinken.com/wp-content/uploads/2019/05/itami_check2014.pdf
6) CatsMe!. https://cpd.carelogy-japan.com/

第4章 疾患ごとのリハビリテーション

5 大腿骨頭壊死症

概要

●病態と原因

　大腿骨頭壊死症（レッグ・カルベ・ペルテス病，Legg Calvé Perthes disease：LCPD）は通常，若い小型犬が発症する発達異常である。大腿骨頭の虚血性壊死を特徴とし，関節の変形と違和感を引きおこす[1]。この病気は1901年にレッグ医師（米），カルベ医師（仏），ペルテス医師（独）の3名によって同時にはじめて小児で報告された。病因についてはまだ不確かだが，犬での発症も人で説明されている病因に非常に似ている[1]。

　通常，6〜10カ月齢で跛行が認められる[2]。また跛行が慢性化すると大腿部の筋肉が萎縮し，X線検査では，大腿骨頭と大腿骨頚部の変形，関節の不整合が認められるようになる。場合によっては，変形性関節症の進行や，大腿骨頭と大腿骨頚部の骨折が認められることもある[2]。

●治療

　治療としては跛行やX線所見から軽度と判断されれば保存療法を選択することも可能であるが，その有効性は20％前後である[1]。保存療法をはじめて2〜3カ月以内に改善が認められない場合には外科的治療が選択される。

　外科的治療としては，大腿骨頭・骨頚切除術（Femoral head and neck osteotomy；FHNO）が選択されることが多い[1]。手術後の偽関節のほぼ正常な関節可動域を得られるまでの回復を目指すためにはリハビリテーションが重要となる。

●術後のリハビリテーション

　術後のリハビリテーションにおいては，冷却療法や内服薬の投与など疼痛管理をしっかりと行いながら覚醒時から患肢の関節可動域範囲でゆっくりと動かすことが効果的である。術後1カ月時点でほぼ正常な歩行ができることを目標としてリハビリテーションを実施する。

　筆者の経験として，術後1カ月，術後3カ月，術後9年の3症例で，それぞれ患肢を負重させての歩行や大腿部筋肉の回復を目的にリハビリテーションに取り組んだことがある[3]。3症例共に患肢に負重させての歩行が可能とはなったが，大腿部の筋肉量の完全な回復までは達成ができなかった。しかし，歩行が正常な状態にまで回復したことから，術後から経過している状況であったとしても，リハビリテーションに取り組む意義はあると考えられる。もっとも，可能な限り術後早期からリハビリテーションに取り組んだ方が，回復までの期間は短くできる。

●主な臨床症状

・跛行
・疼痛

●リハビリテーションの主な目的

・跛行することがなく，負重しながら歩行することが可能となる

リハビリテーション実施例

●症例情報

トイ・プードル，未去勢雄，10カ月齢

①診断名
右股関節のレッグ・カルベ・ペルテス病

②現病歴
先月から右後肢を挙上しながら歩いている様子が認められた。検査の結果，レッグ・カルベ・ペルテス病と診断され，2週間前に右の大腿骨頭・骨頚切除術を実施。抜糸のため来院。

③飼い主からの主訴
右後肢を使わずに歩いていることがある。

④飼い主の希望
正常な歩き方にしたい。

●検査・評価

①一般身体検査
BCS 5/9，心雑音や不整脈なし。

②歩様検査
跛行スコア3/5，右後肢負重時に跛行がみられる。

③触診
右股関節の伸展痛あり，右大腿部筋肉量の減少が認められる。

④X線検査
切除部位の変位や関節炎所見は認められない。

症例のICFを図5-1に示す。

第4章 疾患ごとのリハビリテーション

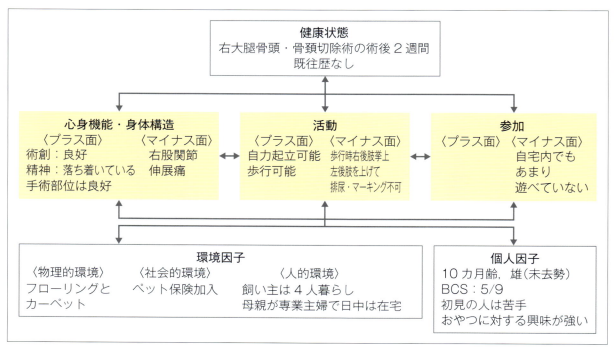

図5-1 症例のICF

院内での処置

● 術創の確認

まず大腿骨頭・骨頚切除術の術後2週間で患肢へ負重することができずに跛行を呈している場合、術創の確認は必須である。軟部組織の炎症の他、切除部位の変位がないかどうかはX線検査で一度確認をしておきたい。

切除した部位の大腿骨と寛骨の隙間が明瞭ではない場合には、その接触による疼痛がある可能性が考えられる。そのような状況でリハビリテーションとして運動療法を積極的に実施してしまった場合には、無意味に負荷と苦痛を動物に与えることになり、それこそ拷問と変わらない状況である。切除した部位の大腿骨と寛骨の隙間が少なく、骨の接触が疑われる場合には、執刀医に再手術を検討してもらうことも必要となる。

● リハビリテーションの開始

検査、評価において特に問題がなかった場合には、積極的に運動療法を取り入れていく。大腿骨頭・骨頚切除術を実施した場合、屈曲位よりかは伸展位で疼痛を示すことが多いが、運動療法実施前にはしっかりと温熱療法を施し、疼痛緩和を図る。

運動療法

温熱療法による疼痛緩和処置の後、患肢へ負重をさせるために腰を患肢側に押すことで重心を移動させ、患肢への負重を意識させていく。またサイクリング運動の実施も有効である。

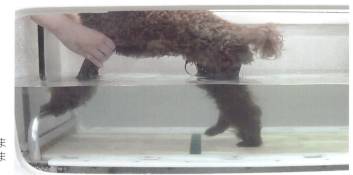

図5-2 前肢を持ち上げての水中トレッドミル
前肢を持ち上げ，患肢である後肢への負重が強まるような姿勢で水中トレッドミルを実施した。また，後肢の伸展時可動域の拡大も目指した。

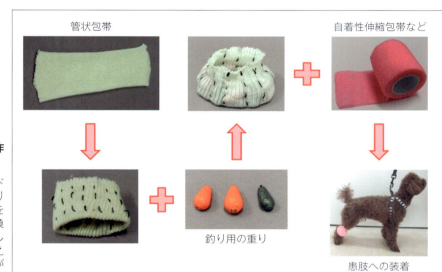

図5-3 運動療法にあわせて作成した重り
管状包帯を縫い合わせてバンド状にし，その中に釣り用の重りを入れ，自着性伸縮包帯などを用いて患肢に装着することで負重を増加させるための重りにした。中に入れる重りの量を変えることで負重を調節することができる。

水中療法

抜糸後の皮膚の状態に問題がなければ水中療法も効果的である。はじめは水位を深めに設定し，ゆっくりとした速度から歩行させ，少しずつ水位を低くしていきながら実施していく。速度を上げすぎてしまうと患肢を意識せずに走ってしまうため，患肢以外の3本の肢が常に身体を支えているWalkの状態を保てるような速度で実施する。状況に応じて，前肢を持ち上げ，後肢への負重を強めるのも有効な方法である（**図5-2**）。

その他にも患肢へ重りを付けて行うことも可能である。筆者は水中でも利用することが可能であり，かつ重量を調節しやすいように釣りで使用する重りを用いている（**図5-3**，**動画4-5-1**）。

自宅での処置

自宅でも，夜など家族の協力が得られるようであれば，温熱療法を実施したのちにサイクリング運動などの他動的関節可動域運動を実施してもらうことが推奨される。しかし，自宅では特に患肢を触ろうとすると痛みの記憶からか実際の疼痛がなくても嫌がることも多い。そのような場合には無理せずまずはマッサージからはじめ，患肢を触られても痛くないということを認識させ，刺激に慣らしていく。

食事の際にも，座位で食事をしている場合には，起立位の状態にさせておきたい。多少は患肢を着地させる

第4章　疾患ごとのリハビリテーション

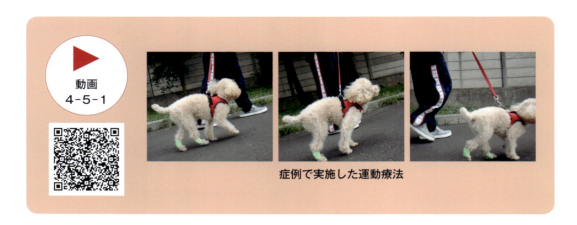

症例で実施した運動療法

ことが可能な場合には，自動運動を意識して行いたい。日中など飼い主が1人でも実施可能なリハビリテーションとして，Sit to Standが挙げられる。

本症例では，まだ年齢も若いため，しつけの一環としてSit to Standなどのリハビリテーションを実施した。トリーツに興味が強い症例であったため，ご褒美としてトリーツを少量ずつ与えながら，自宅内のカーペットなど，滑らない場所でリハビリテーションを実施してもらう。決しておやつの与えすぎで過肥にならないように注意する。その他には・散歩時も早歩きをさせずにリードをうまくコントロールしゆっくりと歩かせることや，また緩やかな坂道を多めに上る，患肢が円の中心側になるように円周歩行を行うなど，後肢へ負重がかかるよう意識するように指導をした。

飼い主との連携

大腿骨頭・骨頸切除術後に早期に適切なリハビリテーションに取り組むことで，より早期に正常な歩行へ回復をさせることが可能ではあるが，中には長期にわたって跛行が継続することも認められる。筆者の施設においても，退院時から患肢に負重をして歩行可能な症例から，術後1カ月経過しても跛行が改善しない症例まで多様に存在している。

そのため，リハビリテーション計画としては術後1カ月で正常な歩行を目指すが，中には回復が遅れる症例もいるため，その点についての飼い主へのインフォームは大切である。

長期的に跛行が認められる症例においては，リハビリテーション期間が長期になるため，飼い主のモチベーション維持が特に重要となる。定期的に飼い主と現状を確認しながらも，その都度症例の評価に合わせたリハビリテーションプログラムを考え継続することが求められる。

参考文献

1) Eric Aguado, Eric Goyenvalle. Legg Calvé Perthes disease in the dog. *Morphologie* 105(349). 2021. 143-147.
2) Jacqueline RD, Sharon K. In: Common Orthopedic Conditions and Their Physical Rehabilitation: Canine Rehabilitation and Physical Therapy. Darryl LM, David L, eds. 2nd ed. Saunders. 2014. pp.543-581.
3) Takuma M, Kazumi K. Rehabilitation treatment for long-term associated femoral head ostectomy muscle atrophy. *Veterinary Record Case Reports* 7. 2019. e000906.

第4章 疾患ごとのリハビリテーション

6 膝蓋骨脱臼

概要

● 膝蓋骨脱臼の病態と疫学

膝蓋骨脱臼(Patellar luxation)は犬の後肢跛行で診断されることの多い疾患であり、外方脱臼(lateral patellar luxation)より内方脱臼(medial patellar luxation)が一般的[1-2]であり、小型犬での罹患率が大型犬にくらべて12倍高いとも報告されている[3]。犬での発症に多く遭遇するが、猫でも認められる可能性はあり、内外両方向に脱臼することも考えられる[1]。また近年、大型犬種においても膝蓋骨脱臼の発生率は増加しているようである[2]。

チワワ、トイ・プードル、ブル・テリア、マルチーズ、ポメラニアン、パピヨン、シルキー・テリア、オーストラリアン・キャトル・ドッグ、スタッフォードブル・テリア、ラブラドール・レトリーバー、ボストン・テリア、ヨークシャー・テリアなど、いくつかの犬種の素因が報告されている。その中でも、ポメラニアンが膝蓋骨脱臼の発生率が最も高いとしてランク付けされている[2]。また小型犬では雌に、大型犬では雄の発生率が高い可能性も示唆されている[2]。

● 診断とグレード分類

膝蓋骨脱臼は先天性の発達障害であるが、外傷性事故や前十字靭帯疾患または大腿骨、脛骨を含む骨折の治療に続発する合併症として発生する可能性も考えられる[1]。膝蓋骨脱臼の病因として根本的な原因はまだ完全には解明されていないが、大腿四頭筋のメカニズム異常が考えられている[1-2]。評価としては触診とX線撮影にて行われる。重症度分類としてグレードⅠ～Ⅳで評価を行う(表6-1)[1]。

● 治療と術後のリハビリテーション

保存療法

治療としては臨床症状がない場合や手術が実施できない状況では保存療法が適応となる。運動制限や体重管理(減量)、飼育環境改善を実施し、疼痛が認められた場合には、1～2週間程度は消炎鎮痛薬を使用する。

表6-1 膝蓋骨脱臼のグレード分類
参考文献1をもとに作成

グレード	状態	臨床症状
Ⅰ	膝蓋骨は徒手的に脱臼するが、手を放すと通常の位置に戻る。	臨床症状はみられないか、非常にまれである。
Ⅱ	膝蓋骨は、屈曲位または徒手的に脱臼し、伸展位または徒手的に整復するまでは脱臼したままである。	痛みのないスキップ様の跛行。
Ⅲ	膝蓋骨は継続的に脱臼しており、徒手的に戻すことは可能だが手を放すと自然に脱臼する。	患肢に体重をかけることはできているが跛行が認められ、また姿勢も正常とは異なる。
Ⅳ	膝蓋骨は継続的に脱臼しており、徒手的に戻すこともできない。	

第 4 章　疾患ごとのリハビリテーション

外科療法

　外科療法として関節包縫縮術などの軟部組織への手技と，滑車溝造溝術のような骨組織への手技とを組み合わせて実施されることが多い。どういったインプラントを使用したのかなど，リハビリテーションに取り組むためにも，手術内容についてはしっかりと術者に確認をしておく必要がある。

　術後管理については実施した手術内容によっても，また外科医の好みによっても大幅に異なるため，統一されたものはなく，またそれらに関する報告も限られている[2]。術後リハビリテーションとしては，術後早期に受動的可動域運動，マッサージ，冷却療法を実施し，急性期を過ぎた回復過程の後期には温熱療法や能動的な運動療法に移行することが報告されている[4]。

● 主な臨床症状

- グレードⅠでは一般的に無症状である
- グレードⅡではスキップ様の跛行が認められることがある
- グレードⅢとⅣでは持続的な軽度から中程度の体重負重性跛行と異常姿勢

● リハビリテーションの主な目的

- 疼痛管理
- 関節可動域の改善，維持
- 跛行の改善

リハビリテーションの実施例①

● 症例情報

ポメラニアン，雌，2歳齢

①診断名
右膝蓋骨内方脱臼　グレードⅡ

②現病歴
来院の1週間前からスキップする様子が認められ，気になったため動物病院を受診。

③飼い主からの主訴
スキップして歩くことがある。

④飼い主の希望
手術はできれば避けたい。

● 検査・評価

①一般身体検査
BCS 8/9，心雑音や不整脈なし。

②触診
右膝蓋骨の内方脱臼：グレードⅡ。そのほかに特異所見は認められなかった。

③X線検査
右膝蓋骨の内方脱臼と，大腿骨滑車部分のスカイライン像の撮影において軽度の大腿骨滑車の低形成を認めた。そのほかに特異所見は認められなかった。

症例のICFを**図6-1**に示す。

第4章 疾患ごとのリハビリテーション

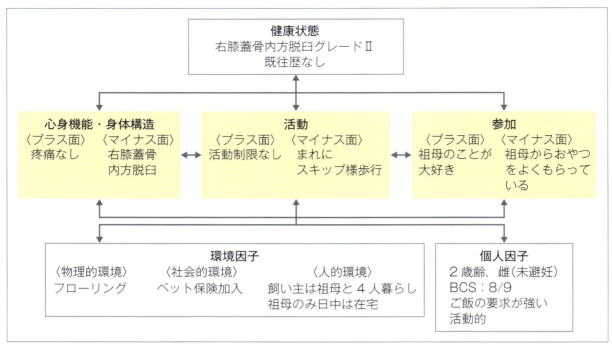

図6-1　実施例①のICF

院内での処置

　本症例では臨床症状も軽度であり，飼い主からも手術を避けたいという要望があったことから，保存療法を実施することになった。そのため，院内で何か積極的にリハビリテーションに取り組むことはなかった。

　一方で，手術を実施していたとしたら，術後の急性期には冷却療法と徒手的に屈伸運動などの他動的関節可動域運動を実施し，回復期には運動療法を取り入れる。

　他動的関節可動域運動や運動療法を実施する際の注意点としては，手術後の膝蓋骨の再脱臼などの合併症を起こさないようにすることである。約10～50％の範囲で膝蓋骨脱臼や脛骨骨折，インプラント関連，創傷裂開，進行性関節炎など合併症が報告されている[1-2]。とくにグレードが高い症例ほど，術後の再脱臼の可能性は高くなる[1]。

自宅での処置

● 自宅内環境の改善

　まずは自宅内環境の改善として，可能な範囲でフローリングをカーペットへ変更してもらい，カーペット上で症例を安静にさせた。

　フローリングなどの滑りやすい床面では，膝への負担となり膝蓋骨がより脱臼しやすい状況となってしまう。またジャンプや膝への負担の大きい過度の回転運動などは制限させる。

●体重管理

　何より大切なのが減量である。理想は1週間で体重をおよそ1％ずつ減らしていくことである。そのために維持エネルギー必要量の60％にまでカロリー摂取を減らしていく。

　体重管理プログラム設計のためには，現在，どういった食事を与えているのか，ドライなのかウェットなのか，100gあたりのカロリー数，1回に与えている量，その他に与えているおやつなどについて飼い主から聴取する必要がある。それらをもとに減量の計画をたてていく。可能であれば減量用の療法食へ切り替えるのも考える。

　体重減量中にも最適な栄養バランスが考えられていれば，栄養の偏りについても問題はない。飼い主の中には，食事後のデンタルケアとして毎回歯磨き用ガムなどを与えていることもある。商品によってはカロリー数が多いものもあるため注意が必要である。また減量用フードではあまり食べてくれないこともあるかもしれない。その場合には，いつも与えていたフードに少量混ぜ，1週間に10％ずつの割合で療法食を増やしていくのも方法として有効である。

●マッサージの併用

　本症例では膝蓋骨内方脱臼のため安静が必要なことから，まずは食事療法でダイエットを行う。食事量の減少や，自由に遊べないなど，症例のストレスが増えることも考えられるが，その際には，マッサージを積極的に実施してもらうことで，少しは緩和させてあげることが可能だと考えられる。

第4章 疾患ごとのリハビリテーション

リハビリテーションの実施例②

● 症例情報

ベンガル，雄，3歳齢

①診断名

左膝蓋骨内方脱臼　グレードⅢ

②現病歴

2カ月ほど前から左後肢の跛行が認められた。検査の結果，左膝蓋骨の内方脱臼グレードⅢを認め，1週間前に脛骨粗面転移術を実施した。本日退院である。

③飼い主からの主訴

少しでも早くに退院させてほしい。

④飼い主の希望

同上

● 検査・評価

①一般身体検査

BCS 5 / 9，心雑音や不整脈なし。

②触診

左膝蓋骨の内方脱臼は認められず。ほか特異所見なし。

③X線検査

左膝蓋骨の整復を確認。インプラントの破損や緩みなし。

症例のICFを図6-2に示す。

院内での処置

本症例では，このタイミングにおいてはリハビリテーションの実施は必要ないが，術後の急性炎症による術創の熱感が認められる場合には，冷却療法を積極的に行うとともに鎮痛薬の追加投与についても必要に応じて検討する。

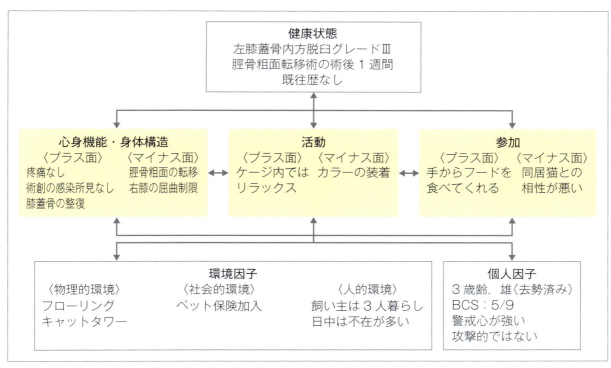

図6-2　実施例②のICF

●術式にあわせたリハビリテーションの処方

　整復手術としては脛骨粗面を遊離させ，転移し固定させるために，ピンやテンションバンドワイヤなどを用いている。そのため術後の膝関節の曲げ伸ばし，特に屈曲では膝蓋靭帯が緊張し，術部に張力が発生するため，注意しなければいけない。本症例では大腿骨の変形は認められなかったため，骨切り術は実施していないが，症例によっては大腿骨の骨切り術を併用することや，また滑車溝形成術も併用する，もしくは単独で実施するなど，膝蓋骨脱臼に対する術式は症例によって異なるため，実施した術式について把握しておく必要がある。

●入院中のリハビリテーション

　入院中は患肢をロバートジョーンズ包帯などで維持することが多いが，リハビリテーションとしては患肢以外の残りの四肢や体幹部に対してマッサージを実施することや，屈伸運動を実施することで，入院による緊張の緩和や，非患肢の可動性の維持に繋がる。

自宅での処置

　退院後も自宅での運動制限，特に高い所へのジャンプなどは経過にもよるが術後1カ月程度までは避けるようにする。そのため本症例では自宅内のキャットタワーを使わないように配慮してもらった。
　術後2週間後，1カ月後，2カ月後など，インプラントの状態を確認するためにも再診が必要となる。抜糸が終了するまではカラーを装着してもらうことになるため，フードを食べにくそうにしている様子がある場合

第4章　疾患ごとのリハビリテーション

には，手から与えてもらうなどの工夫をするように指導する必要がある。

　本症例では，同居猫と一緒に生活をしている。そのため，同居猫が本症例猫の術創を舐める，もしくはいたずらをすることで術創が開いてしまい感染してしまうリスクがあるため，可能であれば同居猫とは生活空間を分けてもらうことも検討したい。同居猫との相性が悪いことからも，部屋の中での安静ができない可能性も考えられるため，生活空間を分ける必要性がある。猫によっては，ある程度の時間以上，体を保持されることに対して嫌がり，体を捻るようにして逃げようとすることも多い。そのため，犬にくらべると他動的関節可動域運動などの理学療法を自宅で実施することが困難なケースもある。本症例では，まだ術後間もないということもあり，積極的な自宅でのリハビリ関与は行わないが，環境を整えることは重要である。また病院内での猫の歩様確認が困難なことも多いため，自宅での歩様を動画撮影してもらうなど，飼い主に協力してもらうことも検討したい。

飼い主との連携

●家族全体での体重管理

　実施例①では，日中も一緒にいる祖母から食事以外にもおやつを多く与えられていた。その点については，飼い主に家族皆がダイエットを行っているという共通認識を持ってもらえるよう，家族に働きかけてもらう必要がある。

　このような場合では，来院した飼い主を介して家族に働きかけるために，なぜダイエットが必要なのか，それらをまとめたお手紙のようなものを作成し，家族全員にみてもらうのも1つの方法として有用である。筆者

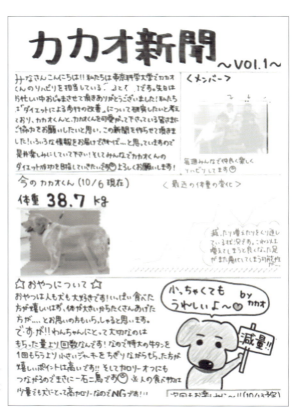

図6-3　実際に作成した手作りの新聞
会社内で飼育していたラブラドール・レトリーバーの体重管理について，社員に認知・協力してもらうために新聞の形式で体重やダイエット計画を掲載した。

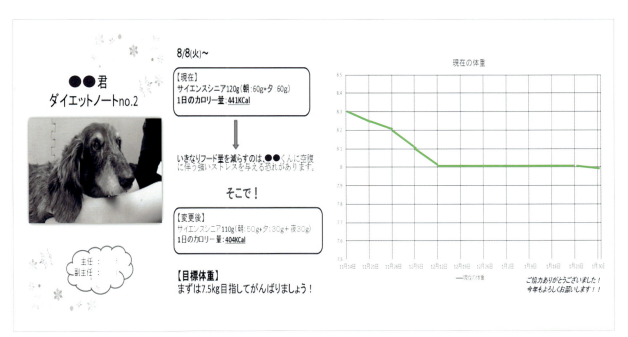

図6-4　実際に作成したダイエットノート
症例の体重の推移を表にまとめ，減量食の内容や与える量についても飼い主に分かりやすいように記載している。

の前任校でも会社内で飼育されている動物のダイエットのために，学生に手作りの新聞を作成してもらい，掲示することで社員の皆さんにダイエットをしている目的やその重要性について説明したことがある（図6-3）。

その他にも，ダイエットノートを作成し，症例の体重の推移が分かりやすいようにし，飼い主と共有したこともある（図6-4）。こういったツールを求めない飼い主もいるが，中にはモチベーション維持につながりダイエットに協力的になってくれる飼い主もいる。飼い主の性格も踏まえながら，症例の減量が成功するように一緒に工夫しながら努力することも大切である。

●術後のリハビリテーション

実施例②のように，手術を実施した場合には，術後の合併症や再発のリスクもあるため，自宅での過ごし方について，飼い主にしっかりと理解をしてもらう必要がある。また実施例①と同様に体重管理についても気を付けてもらう必要がある。

術式や術後の経過にもよるが，術後3カ月ごろまでの正常な歩行を目指すため，術後の定期的な再診の際に状態を把握し，そして自宅で実施できることについて考えていきたい。実施例②でも記載したが，動物病院内での歩様確認では日常生活とは異なることもあるため，自宅での歩様についても飼い主にみるポイントをお伝えすることや，記録をしてもらうことは，より経過を判断するのに役立つ。

参考文献

1) Francesco DD, Giovanni DV, Gerardo F. Patellar luxation in dogs. *Vet Med (Auckl)* 9. 2018. 23-32.
2) Perry KL, Déjardin LM. Canine medial patellar luxation. *J Small Anim Pract* 62(5). 2021 315-335.
3) Priester WA. Sex, size, and breed as risk factors in canine patellar luxation. *J Am Vet Med Assoc* 4(1). 1972. 633-636.
4) Gallegos J, Unis M, Roush, JK, et al. Postoperative complications and short-term outcome following single-session bilateral corrective surgery for medial patellar luxation in dogs weighing < 15kg: 50 cases (2009-2014). *Veterinary Surgery* 45. 2016. 887-892.

第4章 疾患ごとのリハビリテーション

7 前十字靱帯断裂

概要

前十字靱帯（Cranial Cruciate Ligament：CrCL）断裂は獣医療において最も一般的な整形外科疾患の1つだが，その正確な病因についてはまだ部分的に不明である[1]。

● 前十字靱帯の機能と病態

機能

前十字靱帯は大腿骨 - 膝蓋骨 - 脛骨と膝関節の安定性と生体力学的に基本的な役割を果たしている。膝関節の過度な伸展を防ぎ，脛骨の前方への変位と過度な内旋を制御している。そのため，前十字靱帯が断裂することで，脛骨の前方変位と内旋が生じる。

断裂の原因

犬では，靱帯の進行性変性によるこの関節の構造的弱体化が，犬種や性別，年齢および関節形態と関連して病因となると考えられている[1]。2〜10歳齢の年齢層が一般的であるが，スポーツなどによる外傷が原因になることは少なく，ほとんどが5〜7歳齢以降に加齢性，靱帯の変性性変化のため，階段を上るなどの日常生活で損傷することが多い[1]。また性腺摘出術を実施することによるホルモン変化が靱帯断裂の大きな素因になるとも考えられている[1]。

断裂した関節の状態によっては対側肢の前十字靱帯も断裂しやすいと報告されている[2]。なお，犬での発症がほとんどだが，猫においても発症する。

● 診断と治療

診断

診断としては，徒手的に脛骨前方引き出し試験と脛骨圧迫試験を実施する。さらに膝関節の屈伸時にクリック音がする場合には半月板も損傷している可能性がある[3]。

その他に，X線検査や超音波検査，MRI検査による診断も行われている。免疫介在性関節炎や糖尿病，副腎皮質機能亢進症などの基礎疾患がないかどうかも鑑別することが大切である[3]。

治療

治療としては，保存療法と外科療法となるが，重度な肥満症例や半月板損傷が疑われる場合，膝関節に著しい不安定がある症例，膝蓋骨脱臼を併発している症例では外科療法がすすめられる[3]。保存療法としてはNSAIDsなどによる疼痛管理と運動制限である。関節への効果が期待できるサプリメントの服用もよいだろう。

外科治療としては非常に多くの術式が存在しているが，関節包外制動術もしくは脛骨高平部水平化骨切り術による膝関節の機能的安定化術が多く実施されている[3]。治療後の十分な歩行能力の回復までには2〜6カ月は必要になる。またその後も変形性関節症が進行するため生涯にわたってのケアも大切である[3]。

● 術後のリハビリテーション

外科治療後のリハビリテーションとしては，実施したほうがより回復が早かったことが報告されている[4]。しかし，手術内容によって気を付けなければいけないことも異なる。

例えば，関節包外制動術の場合，関節の安定性に必要な関節周囲の機能改善のため術後8週間は運動制限が推奨される[1]。しかし，運動制限を実施した

場合にくらべて，術後1～3日目の包帯が外れてから1日2回の約500mと短い距離でのリードを用いたゆっくりとした歩行からリハビリテーションを始め，すこしずつ距離を増やしながらリハビリテーションに取り組んだ症例の方が，術後6カ月目における四肢機能が改善していた[5]。

脛骨高平部水平化骨切り術による機能的安定化術の場合には骨の治癒のため約8～12週の時間を必要とするが，手術24～48時間後には部分的な負重が期待でき，骨が治癒する前の早い段階から体重を支えられるようになる[6]。しかし，インプラントが入っているため，その挿入部位を理解しておくことは物理療法を実施する際にも重要であり，また運動療法についても過度にならないよう慎重に行うべきである。

● 主な臨床症状

・軽度から重度の非負重性跛行
・膝関節周囲の疼痛，熱感

● リハビリテーションの主な目的

・疼痛管理
・関節可動域の改善
・筋肉量の改善
・跛行改善

第4章 疾患ごとのリハビリテーション

リハビリテーション実施例①

● 症例情報

チワワ，去勢雄，7歳齢

①診断名
左前十字靱帯断裂

②現病歴
先月から左後肢の跛行を認め受診。検査の結果，前十字靱帯断裂と診断し，関節包外制動術を実施。術後3週間。

③飼い主からの主訴
排泄時に左後肢にも負重することができるようになってきたが，跛行は改善していない。また左大腿部の筋肉量の低下が気になる。

④飼い主の希望
歩行時の跛行改善と大腿部の筋肉量改善。

● 主な検査・評価

①一般身体検査
BCS 6/9，心雑音や不整脈なし，術創の状態は良好である。

②触診
脛骨前方引き出し試験ならびに脛骨圧迫試験は左右ともに陰性，疼痛なし。

症例のICFを図7-1に示す。

院内での処置

　本症例では，術後3週目ということで，触診においても疼痛を示さず，また特異所見もないことから受動的関節可動域運動や水中療法を始めていく。術後3週目までの症例では最大伸展，最大屈曲を避けた関節可動域運動（屈伸運動など）を実施し，疼痛管理を主として実施する必要がある。また，起立姿勢にて患肢への体重移動を行い，体重負荷を行うようにすることもよい。
　受動的関節可動域運動を実施する際には，患肢を内旋させて実施しないように気を付ける必要がある。また患肢を触られることに拒否感を示すようであれば，まずはマッサージなどから実施することで，患肢に触れら

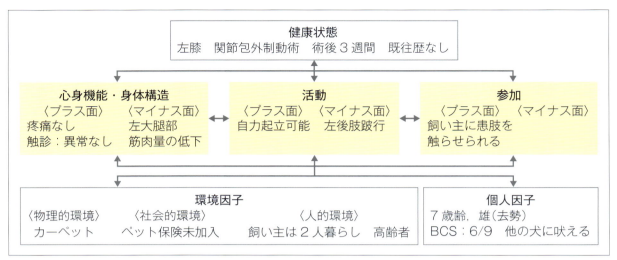

図7-1　実施例①の ICF

れることに慣れさせることも大切である．拒否感が強い状況で実施してしまうことで，患肢への思わぬ過負荷を招いてしまう恐れがあるため注意したい．

自宅での処置

● 体重の管理

本症例に関しては，やや肥満気味であるため，まず減量プログラムを実施するのは必須である．術後，まだ患肢の回復は完全ではないため，過剰に運動量をあげてダイエットをすることは避けたい．

体重については食事で管理をしていくが，飼い主によってはパッケージに記載されているカロリー数を見つけるのが困難な場合も考えられる．そういった場合には，与えているフードのパッケージを写真で撮ってきてもらう，フードをパッケージごと持参してもらうなどしてカロリー計算が行えるようにするとよい．また，伝えた給餌量が1日量なのか，1回量なのか，双方で誤解のないようにしたい．

● リハビリテーションの指導

本症例では患肢への負重を伴った起立維持が可能なため，食事の際や日中の起立時間を確保してもらうことで，重力に逆らって起立を維持していることから筋肉量改善効果が期待できる．

本症例は小型犬であるので，場合によっては自宅の浴槽を用いて水泳を実施することも検討できる．しかし，自宅で水泳を実施する際には，水温や実施時の注意点，例えば呼吸様式などの観察ポイントについて，一度院内にて飼い主同伴で実施した際にお伝えしておいた方がよい．飼い主によっては，インターネットで水泳がよいと書かれていたからやってみたという方もいるが，詳しく話を聞くと，水温を高く設定してしまっているなど，動物に負担がかかっていることもあるため，注意したい．

その他にも，リードで制御しながらゆっくりと短い距離から散歩を開始したい．本症例は他の犬に吠えてしまうということなので，可能な限り他の犬と出会わないような場所で散歩を実施したい．他の犬に吠えた際，症例自身が興奮し，患肢へ過剰な負荷がかかってしまう恐れがあるためである．場合によっては自宅内で実施してもらうことも検討が必要かもしれない．

第4章 疾患ごとのリハビリテーション

リハビリテーション実施例②

●症例情報

ビーグル，去勢雄，14歳齢

①診断名
右前十字靱帯断裂

②現病歴
半年前に右後肢の跛行を認め受診し検査した結果，前十字靱帯断裂と診断。高齢ということ，また飼い主の希望から装具を着用して定期的に診察を実施している。

③飼い主からの主訴
最近，装具装着部位の皮膚の赤みが気になる。

④飼い主の希望
このまま装具の使用で経過をみていきたい。

●主な検査・評価

①一般身体検査
BCS 5/9，心雑音や不整脈なし。

②触診
関節の腫れは認められず疼痛も認められない。

③X線検査
右膝の関節炎の進行は軽度である。

④皮膚所見
大腿部の装具があたる箇所の脱毛と赤みを認めるが他所見はなし。

症例のICFを図7-2に示す。

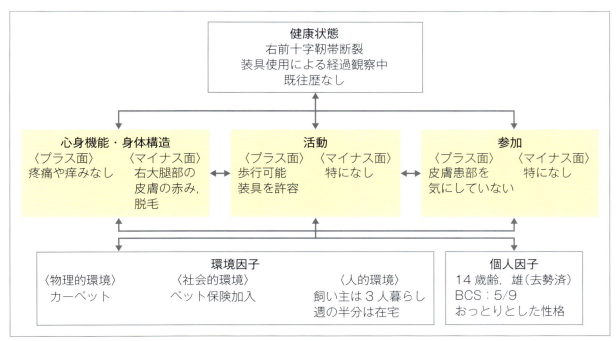

図7-2　実施例②のICF

院内での処置

●はじめに確認すべき所見

　装具に漿液や血液などの付着がないかどうか，皮膚の赤みや脱毛の有無，皮膚病変など，まずは装具と皮膚の状態を確認する。装具は皮膚へ密着させるため，どうしても皮膚との擦れや蒸れなど皮膚環境に対して少なからず影響を与えていることが考えられる。動物病院では，装具を外し，皮膚の状態を確認するとともに，清潔を維持できるようにケアを実施する。

　本症例では装具の効果もあり患部の状態は比較的落ち着いているため，院内での積極的なリハビリテーションを実施することはないかもしれない。実施できることとしては，疼痛予防のために，患部の温熱療法や物理療法が可能である。そして，患肢をかばうことによって生じる左前肢や左後肢の疲労を軽減するためのマッサージなどが適応となる。

　もしも，装具装着部位の皮膚病変が悪化してしまった場合には，まずは皮膚の治療を行い，その間は，装具の装着は一度中止することを検討しなければいけない。可能な限り，皮膚が悪化してしまう前に介入できるように定期的な再診も大切である。

自宅での処置

　自宅での装具の装着に関しては，基本的には終日着用することで患肢の安定が期待できる。ただし，はじめて装具を装着する際には，症例によっては装具を嫌がってしまうことや，また皮膚との擦れなどによって装具を再調整する必要があるため，はじめのうちは頻回に着脱し，状態を確認するようにしたい。また就寝時や飼

第4章　疾患ごとのリハビリテーション

い主と一緒のときでリラックスしているタイミングでは，装具を外しておくのもよいかもしれない。装具の着脱に関しても，飼い主が正しく行えるかどうかが重要である。着用方法が異なると，装具を使用している効果がなく，かえってケガなどを生じてしまう恐れがある。そのため，装具の着脱方法についてのレクチャーはしっかりと実施する必要がある。自宅でも，リハビリテーションとしては積極的な運動療法は実施せず，マッサージを実施するとよい。

飼い主との連携

　前十字靱帯断裂の外科治療では，選択される術式によっても，術後の回復には差が出ることがある。脛骨高平部水平化骨切り術による機能的安定化術の方が，より回復が早く，飼い主の満足度も高いようである[3]。症例によっては，術後数日で患肢に負重が可能になる。しかし，あくまでも完全に回復したわけではないため，すぐに元の生活に戻してよいということではない。術後も定期的に再診を行い，現状の説明と共にリハビリテーションについても，そのときの状況に応じてお伝えしていくことが大切である。

装具の選択

●装具の目的

　装具は「四肢・体幹の機能障害の軽減を目的として使用する補助器具」と定義されている[7]。装具の目的としては，疼痛が生じている関節の動きの制限や症状が収まるまでの固定のほか，体重の支持や体重がかからないようにすること（免荷），時間経過によって悪化する変形の抑制，矯正，動きの促進など幅が広い。装具は様々な素材や金具などが用いられており，目的に適した構造となるように作製されている（**図7-3**）。関節の運動を調整する目的であっても，関節の動きを固定するのか，特定の方向にだけ動きを制限するのか，関節は自由に動かせるようにするのか，装具で使用する金具などの種類によっても機能が異なるため[7]，装具を処方する際には，より細かい動物の評価も求められ，義肢装具士との連携が重要となる。

●装具を使用してのリハビリテーション

　装具を適切に使用することで，日常生活を補助し活動を広げることが可能となり，またリハビリテーションとしても，装具を利用した運動療法が可能となる。
　人医療における医学的リハビリテーションにおいても義肢装具の適用を検討することが重要とされている。そのため，複数の専門家がそれぞれ共有し，義肢装具が安全に有効活用されるように連携をしている[8]。人医療における主な医療職チームによる役割は**表7-1**のとおりである[8]。獣医療においても人医療と同様に，チーム獣医療として多職種で連携することが，装具利用の観点からも求められる。

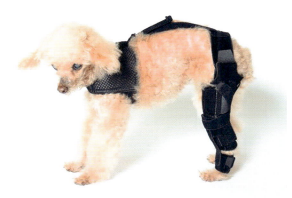

図7-3 膝装具

膝関節と足根関節を伸展位で固定・保持する構造となっており，膝の靱帯損傷，変形性膝関節症，膝蓋骨脱臼，膝関節不安定症に適応される装具である。装具がずれにくいように工夫がされている。
写真提供：東洋装具医療器具製作所

表7-1 人医療でのチーム医療における立場ごとの役割
参考文献8をもとに作成

立場	果たす役割
医師	義肢装具の利用するに至る全過程においての責任者。他専門職とのチームリーダーとして，義肢装具の適合性の確認やマネジメントを行う。
看護師	皮膚状態の確認や心理的サポート，入浴時などの着脱支援や病室内での適切に装着されているかどうかの確認（特に夜間）などを行う。
義肢装具士	病院職員としての義肢装具士は少ない。医師からの処方箋を基に患者から採寸し作製する。理学療法士や作業療法士と適合性確認を行い，目的に合うように調整を行う。
理学療法士	患者への義肢装具の着脱指導，装着部位の皮膚状況や疼痛の確認，装具の適合状態の確認をし，運動療法の効果を高め活動性の向上へつなげていく。
作業療法士	主に義手の適合性確認や装着感，疼痛の状態の確認をする。

参考文献

1) Giuseppe S, Giulia A, Simona V. Cranial Cruciate Ligament Rupture in Dogs: Review on Biomechanics, Etiopathogenetic Factors and Rehabilitation. *Vet Sci* 8(9). 2021. 186.
2) Mark CF, Kei H, Kenneth AB, et al. Evaluation of the radiographic infrapatellar fat pad sign of the contralateral stifle joint as a risk factor for subsequent contralateral cranial cruciate ligament rupture in dogs with unilateral rupture: 96 cases (2006-2007). *J Am Vet Med Assoc* 244(3). 2014. 328-338.
3) 枝村一弥．前十字靱帯断裂　In：犬の治療ガイド2020 私はこうしている 第1版．辻本元，小山秀一，大草潔ら（編集）．EDUWARD Press，2020．pp682-685．
4) Wucherer KL, Conzemius MG, Evans R, et al. Short-term and long-term outcomes for overweight dogs with cranial cruciate ligament rupture treated surgically or non-surgically. *J. Am. Vet. Med. Assoc* 242. 2013. 1364-1372.
5) Marsolais GS, Dvorak G, Conzemius MG. Effects of postoperative rehabilitation on limb function after cranial cruciate ligament repair in dogs. *J. Am. Vet. Med. Assoc* 220. 2002. 1325-1330.
6) Kirby SK, Alvarez L, Tomlinson J, et al. Fundamental principles of rehabilitation and musculoskeletal tissue healing. *Vet. Surg* 49. 2020. 22-32.
7) 松田雅弘．装具とリハビリテーション　In：理学療法学テキスト 義肢装具学　廣滋恵一，遠藤正英（編集）第1版．株式会社メジカルビュー社，2023．pp156-171．
8) 廣滋恵一．義肢装具の役割　In：理学療法学テキスト 義肢装具学 廣滋恵一，遠藤正英（編集）第1版．株式会社メジカルビュー社．2023．pp2-17．

第4章　疾患ごとのリハビリテーション

8　高齢動物

概要

　高齢動物では，老化に伴って様々な変化が生じることが考えられ，複数の内科的疾患を抱えていることもある。そのため，高齢動物のリハビリテーションプログラムの作成には正確な評価と診断，そして定期的な再評価が重要である[1]。老化そのものは疾患ではないが，遺伝的特徴，環境，栄養状態など様々な要因が老化には影響している。犬における老化の影響として**表8-1**が挙げられる[1]。

●高齢動物の定義と加齢の影響

　我が国における人での高齢者の定義としては，65歳から74歳を前期高齢者，75歳以上を後期高齢者と呼ぶことが一般化されている[2]。犬・猫で年齢を置き換えて考えてみると，小型犬や中型犬，猫においては12歳齢以上，大型犬では8歳齢以上が前期高齢動物に該当するであろう。リハビリテーションに関連する重要な器官としては筋骨格系や神経系であるが，加齢とともに多くの変化が生じる。その一例を下記に示す。

- 筋肉や骨の細胞数の減少による筋肉量，骨密度の低下
- 筋線維の萎縮や酸素供給の低下による筋肉機能の低下
- 腸管からのカルシウムなどの栄養素吸収の低下

　生活の質の維持のためにも予防的に健康対策に取り組むことが必要になる。高齢動物では疼痛管理や栄養管理，生活環境の改善など考慮しなければいけないことが多い。

　薬剤による疼痛管理の場合には，薬剤に対する感受性や代謝も影響する。温熱療法や冷却療法，マッサージであれば副作用がきわめて少なく，実施も容易である。高齢動物では肥満傾向の動物の割合も増えるが，過度なダイエットは身体への大きな負担となる。

表8-1　老化による代謝的影響と身体的影響（犬）
参考文献1をもとに作成

代謝的影響	・代謝率の低下
	・免疫力の低下
	・自己抗体と自己免疫疾患の発生

身体的影響	・体重に占める脂肪の割合増加
	・皮膚の肥厚，色素沈着，弾力低下
	・肺活量の低下
	・心拍出量の低下
	・神経系細胞数の減少
	・尿失禁の頻発

また高齢動物には蛋白質やリン，塩分を制限した食事がよいとされているが，心疾患などを患っている症例では高脂肪，高コレステロールの食事は避けるなど，疾患の有無によっても制限の対象が異なるため，その点に気を付けながら食事指導を行う必要がある。

高齢動物では寝たきりで過ごす時間が長くなるが，褥瘡の形成を避けるためにも，クッション性のある寝床を確保することも一般的にはなってきている。しかし，寝床のクッション性が強すぎることで，より起立しにくくなり，寝たきりを助長させてしまう危険性もある。また使用するクッションの通気性にも気を付ける必要がある。通気性が悪いことで，皮膚環境の悪化につながってしまう。

● **フレイルの予防**

近年「フレイル」という用語を獣医療においても聞くようになってきているように思う。フレイルとは，人間の老年学における概念であり，加齢に伴うストレス因子に対する回復力の低下を特徴とする複雑で多次元的な症候群とされている[3]。

人医療では，より早期に発見し介入することで，フレイルの進行を遅らせ，予防し，または改善させることができるとされている[3]。早期診断が重要であり，サプリメントの使用や運動療法などのリハビリテーションを効果的に取り入れることで，生活の質を改善させることが可能である。

また，人医療では高齢化が進むにつれてフレイルの評価の重要性も増している[3]。獣医療においても動物の寿命が延び，高齢動物が増えていることからも，フレイルという概念を理解することが求められるだろう。獣医療におけるフレイルに関する報告はまだ少なく，評価のしかたについて定められたものは存在しない。それでも，ボディコンディションスコア（BCS）や大腿部筋肉周囲長，体重の推移，歩行速度などの客観的数値と飼い主による複数項目における評価が提案されている[3]。今後さらなる研究により，高齢動物に対する獣医療の関わり方も変化していくのではないだろうかと筆者は期待している。

● **主な臨床症状**

・歩きにくそうにしている
・排泄トラブル（いつものトイレまで我慢できないなど）
・寝ている時間が長くなった
・食欲が低下

など様々な臨床症状が認められる。

● **リハビリテーションの主な目的**

高齢動物に対するリハビリテーションは主に生活の質の改善や維持を目的とする。

第4章　疾患ごとのリハビリテーション

リハビリテーション実施例

●症例情報

ラブラドール・レトリーバー，避妊雌，10歳齢

①既往歴
過去に数回，膀胱炎を繰り返している。

②飼い主からの主訴
最近，寝ている時間が増え，排泄時に座り込んでしまうことがある。

③飼い主の希望
排泄時に座り込まないようになってほしい。

●主な検査・評価

①一般身体検査
BCS 5/9，心雑音や不整脈なし，大腿部筋肉量の軽度減少。

②歩様検査
跛行は認められないが，やや腰が沈むことがある。

③触診
腰部圧痛を認める。

④神経学的検査
特異所見なし。

⑤X線検査
特異所見なし。

⑥血液化学検査・ホルモン検査
軽度なALTとALPの上昇を認めた。

症例のICFを図8-1に示す。

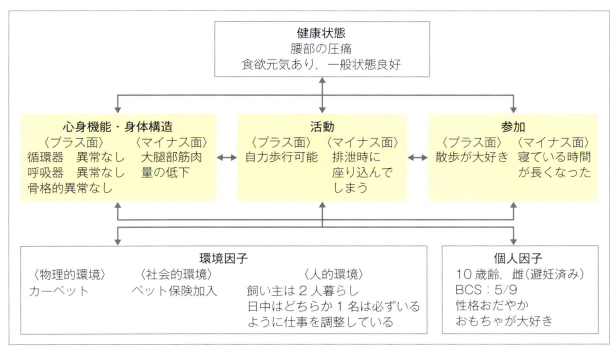

図8-1　症例のICF

院内での処置

　本症例では，腰部を圧迫した際に疼痛を認めるため，MRI検査を実施し脊髄の状況を評価することを検討したが，飼い主が麻酔を希望しなかったため実施していない。実施した他の検査結果からも，腰に何かしらの病変がある可能性を考慮してリハビリテーションプログラムを決定する。

　まずは疼痛管理として，温熱療法や，器具があるようであれば超音波療法，レーザー療法が選択肢となる。また大型の水泳設備があるようであれば水泳を実施すると筋肉量の改善のためにも効果的である。しかし，大型犬が使用できる水泳設備を備えた施設は日本では限られるのが現状であろう。その他に，大腿部筋肉量改善の為に低周波治療器によるEMSも効果的である。症例が楽な姿勢になるよう配慮して実施するとよい。

自宅での処置

　自宅においても疼痛管理としてマッサージや温熱療法は実施してもらう。また本症例では散歩が好きということで，後肢ハーネスやタオルなど補助具をうまく活用しながら散歩時間を確保してもらう。日中も飼い主が常にいる環境のため，日中にも散歩に行ける環境ではあるが，疲れてしまい途中で座り込んでしまうことなども考えられ，その際に飼い主1名では対応が困難な場合もあることから，その場合には無理はしないよう伝える。日中も寝ている時間が増えてくると，夜中に起きてしまい生活リズムが崩れてくることも考えられる。日中はおもちゃをうまく活用しながら，自宅内で一緒に遊ぶ時間を多く確保してもらうことも，運動量を増やし大腿部筋肉量の改善が期待できる。食欲もあるため，過肥にならないよう，ジャーキーなどのトリーツではなく，朝食もしくは夕食の一部を用いながらSit to Standも実施できるとよりよい。

第4章　疾患ごとのリハビリテーション

飼い主との連携

　高齢動物は，若い動物とくらべて様々な身体的変化が起こりやすい。そのため，一度検査を行い異常がなかったとしても，その後に新たな疾患を発症することもあり得る。自宅での様子で，少しでも異変に気付いた際にはすぐに動物病院を受診してもらうことが重要である。異変に気付かなかったとしても，半年に1度，3カ月に1度など，定期的に受診してもらうことで，疾患の早期発見につながり，フレイルの進行を遅らせることが可能となる。飼い主に定期的な受診の重要性について理解してもらい，そのときの状況に応じたリハビリテーションプログラムをお伝えできることが大切である。

参考文献

1) Denis JM, David L, Darryl LM. In: Physical Rehabilitation for Geriatric and Arthritic Patients: Canine Rehabilitation and Physical Therapy. Darryl L. Millis, David Levine, eds. 2nd ed. Saunders, 2014, pp.464-483.
2) 荒井秀典，高齢者の定義について，日本老年医学会雑誌 2019；56：1-5
3) Rachel LM, Audrey R, Elizabeth BP, et al. A review of frailty instruments in human medicine and proposal of a frailty instrument for dogs. *Front Vet Sci* 10. 2023. 1139308.

付録

リハビリテーションの処方指示書

人医療におけるリハビリテーションの処方指示書

　人医療では，リハビリテーション科の専門医による診察や評価結果の要約，目標，基本方針の設定が行われた上で，介入内容の指示，リスク，禁止事項などを記した処方箋が作成される[1]。この処方箋には，その症例に対して医師が何を問題として捉え，それについてどう予後予測し，リハビリテーション方針を立てたのかということを理学療法士や作業療法士などの多職種のチームメンバーと情報共有する意味もある。

　またリハビリテーション方針については，専門職である多職種のチームメンバーから様々な意見が出されて修正をされていき，診療の途上で振り返るためにも有用とされている[1]。一方で，どこまで処方を書くのか，決まったフォーマットなどはなく，施設によっても異なるようである。

獣医療におけるリハビリテーションの処方指示書の作成

　獣医療においても，獣医師による診断と評価があり，そしてリハビリテーションの処方・指示があって初めて愛玩動物看護師などのチームメンバーと連携していくことができる。もちろん，処方・指示後も情報を共有し，その都度，最善と考えられるリハビリテーション内容にチームで取り組んでいくことが重要である。チーム内でのコミュニケーションツールとしても活用できるような処方指示書を準備していきたい。実際に筆者の施設において，まだ決まったリハビリテーションの処方指示書はないが，1つの例を次ページに挙げておく。

　リハビリテーションの処方指示書における必要事項としては，患者名やリハビリテーションの適応となる疾患名，症状，禁忌事項，リハビリテーションの処方内容，指示した獣医師名，指示日が挙げられる。その他に，飼い主の希望や改善目標を記載しておくことでより方針をチームで共有することが可能となるであろう。

参考文献
1) 藤谷順子．「リハビリテーション処方」をめぐる諸問題—専門医としての観点から—．The Japanese Journal of Rehabilitation Medicine 47．2010．p. 449-451．

リハビリテーション処方指示書（例）

カルテ No.	患者名	生年月日
		年　　月　　日　満　　歳

リハビリテーション適応病名	発症日　/　手術日　/　急性増悪日
	年　　　　月　　　　日

症状の経過・検査結果・治療経過

合併症	既往歴

禁忌・注意事項

家族の要望	目　標

リハビリテーション指示事項

例えば……
- ☐ マッサージ　　部位：　　　時間：　　/回　　回数：　　　/日
- ☐ ストレッチ　　部位：　　　回数：　　/回　　　　　　　/日
- ☐ 屈伸運動　　　部位：　　　回数：　　/回　　　　　　　/日

このように枠内にメニューを記載しておき，チェックして回数などを記載すればよいような状態にしておくことも可能

指示者：　　　　　　　　　　　　　指示日：　　　年　　　月　　　日

索　引

【数字・欧字】

Ⅰ型線維 ··· 65
Ⅱ型線維 ··· 65
6MWT ··· 19, 20
ADL ·· 12
ATP ·· 72
BCS ···································ractérist········ 16, 141
Cat Pain Detector ····································· 117
CMPS-SF ··· 20
CO_2 ·· 72
COX ··· 114
COX-2 ··· 71
CPD ··· 117
Cranial Cruciate Ligament ······················· 132
CrCL ·· 132
CSU ペインスケール ································· 20
Degenerative Joint Disease ······················ 114
Degenerative Myelopathy ························ 109
DIVAS ··· 23
DJD ··· 114
Dynamic interactive visual analogue scale ····· 23
EMS ··· 80
Femoral head and neck osteotomy ·········· 118
FHNO ·· 118
GaitKeeper ··· 20
Hansen Ⅰ型 ·· 99, 100
Hansen Ⅱ型 ·· 99
HCPI ·· 23
HLLT ··· 88
ICF ·· 96
IGF-1 ··· 71
INR ·· 32
Intervertebral Disk Herniation ·················· 99
IVDH ··· 99
LCPD ··· 118
Legg Calvé Perthes disease ······················ 118
LLLT ··· 88, 89
LOAD 質問票 ·· 23
MCS ··· 27
MMP ··· 88
neurorehabilitation multimodal protocol ···· 100
NMES ·· 80
NRMP ·· 32, 100
NRS ··· 19, 20
NSAIDs ··························· 109, 114, 116, 132
numerical rating scale ······························· 19
OA ··· 114
Osteoarthritis ·· 114
Patellar luxation ······································ 123
QOL ··· 12
ROM ·· 24
S.H.A.P.E システム ··································· 16
short form of the Glasgow Composite Measure
　　Pain Scale ·· 20
Sit to Stand ··· 73, 122
TENS ··· 80

VAS ·· 19
visual analog scale ····································· 19

【あ～お】

安全ゴーグル ·· 89
痛みの評価 ·· 20
インスリン様成長因子 ······························ 71
インプラント ·· 133
運動強度 ·· 93
運動時間 ·· 78
栄養状態 ·· 16
エチレングリコール ································· 36
エフルラージュ ··································· 46, 51
おもちゃ遊び ·· 77
温湿布 ·· 38
温水浴 ··· 39-41
温熱療法 ······················· 38, 81, 85, 102, 105, 117

【か】

カート ······························· 67, 69, 70, 107, 112
外呼吸 ·· 72
片側椎弓切除術 ······································· 100
肩関節 ··· 24, 54
滑液 ·· 53
滑車溝造溝術 ·· 124
滑膜 ··· 53, 114
滑膜炎 ·· 114
可動関節 ··· 53, 54
間質液 ·· 42
関節 ·· 53
関節液 ·· 53
関節炎 ·· 92
関節窩 ·· 54
関節が動く方向 ·· 54
関節可動域 ·· 24, 54
関節腔 ·· 53
関節形状 ·· 54
関節拘縮 ·· 56
関節痛 ·· 36
関節頭 ·· 54
関節の不動 ·· 56
関節半月 ·· 53
関節包 ··· 53, 56
関節包外制動術 ······································· 132
関節包縫縮術 ·· 124
関節リウマチ ·· 53

【き】

キャットタワー ·· 76
キャビテーション ···································· 84
球関節 ·· 54
急性腱炎 ·· 88
急性痛 ··· 20, 89
筋萎縮 ·· 26
筋血流 ·· 65
筋収縮 ·· 80

筋収縮力	65	膝蓋骨脱臼	123, 132
筋線維	65	膝関節	24
筋肉	38, 42, 45	自動運動	71, 73, 102
筋肉の役割	64	——補助下での自動運動	64
筋肉量	26	集中神経リハビリテーション	32
筋肥大	71	手根関節	24
		手術後のリハビリテーション	31
【く】		受動的関節可動域運動	31, 134
屈曲反射	59	障害物歩行	75, 77, 102
屈筋	64	褥瘡	83, 141
屈伸運動	58, 62	伸筋	64
クリック音	132	神経学的検査	59
グルコース	72	神経筋電気刺激	80
グルコサミン	114	神経疾患	32, 59, 64, 66, 81
		神経伝達速度	35, 38
【け】		神経伝達物質	42
脛骨圧迫試験	132	神経リハビリテーション多剤併用療法	32, 100
脛骨高平部水平化骨切り術	20, 31, 32, 37, 132	心疾患	141
脛骨前方引き出し試験	132	靱帯	38, 53, 71
経皮的電気神経刺激	80	心拍出量	72
腱	71	深部痛覚	32, 99, 100
【こ】		**【す】**	
酵素活性	38	水泳	91, 92, 135
高齢犬	65	水温	93
高齢動物	140	水中トレッドミル	91, 92, 111, 116
高レベルレーザー治療	88	水中療法	91, 121
股関節	24, 54	スキンローリング	50
股関節形成不全	92	ストレッチ(運動)	58, 62, 105
呼吸	72	ストローク	45, 51
——外呼吸	72	滑り運動	54
——組織呼吸	72		
——内呼吸	72	**【せ】**	
——肺呼吸	72	生活リズム	143
呼吸数	72	整形疾患	81
国際生活機能分類	96	静的四肢荷重分布	18
骨折	85, 92	赤外線ランプ	40
ゴニオメータ	24	脊髄腫瘍	109
固有位置感覚	64, 75, 76, 93, 102, 103	セロトニン	42
固有受容器	67	線維膜	53
コラーゲン	38, 84, 88, 114	前十字靱帯	71, 132
コラーゲン線維	53	前十字靱帯断裂	31, 37, 82, 92, 132
転がり運動	54		
コンプレッション	47, 51	**【そ】**	
		装具	137, 138
【さ】		創傷	89
サイクリング運動	58, 59, 93, 102, 103	創傷治癒	71, 85, 88
坂道歩行	74	組織呼吸	72
削痩	16	速筋	80, 82
サプリメント	114, 132	速筋線維	65
酸素	72	足根関節	24
三頭筋腱	71		
散歩	135, 143	**【た】**	
散歩ルート	77, 117	ダイエットノート	131
		体温	38
【し】		体脂肪量	16
飼育環境	103, 117	代謝率	38
軸回旋	54	体重移動	67
シクロオキシゲナーゼ	114	体重過剰	16
四肢の役割	64	体重(の)管理	114, 116, 127, 130, 135
四肢への負重	18	体重管理プログラム設計／体重減量プログラム	
姿勢評価	18		16, 112, 127

149

大腿骨頭壊死症 ･････････････････････････ 13, 118
大腿骨頭・骨頚切除術 ･････････････ 92, 118, 120
タオル ･･････････････････････････････････ 67, 70
他動的関節可動域運動 ･･････････ 53, 57, 65, 93, 102
断脚 ･･ 18
炭酸ガス ･･･････････････････････････････････ 72
ダンス運動 ････････････････････････････････ 75
弾性 ･･･････････････････････････････････････ 45

【ち】
遅筋 ･･････････････････････････････････ 80, 82
遅筋線維 ･････････････････････････････････ 65
肘関節 ･･････････････････････････････････ 24
超音波エネルギー ･････････････････････････ 85
超音波治療装置 ･････････････････････････ 84, 85
超音波療法 ･････････････････････････････ 39, 84
蝶番関節 ････････････････････････････････ 54
直腸温 ･････････････････････････････････ 93
直立維持 ･･･････････････････････････････ 66

【つ・て】
椎間板ヘルニア ･････････････････ 15, 92, 99, 109
──胸腰部椎間板ヘルニア ･････ 30, 32, 99, 100
低周波治療器 ･････････････････････････ 102, 143
低レベルレーザー療法 ･･･････････････････ 88
電気刺激装置 ････････････････････････････ 81
電気刺激法 ････････････････････････････ 80, 105
電気的筋肉刺激 ･･･････････････････････････ 80

【と】
同居猫 ･････････････････････････････････ 130
凍傷 ･････････････････････････････････ 34, 36
糖尿病 ･････････････････････････････････ 132
糖輸送体担体 ･････････････････････････････ 72
ドーパミン ････････････････････････････ 42

【な〜の】
内呼吸 ･････････････････････････････････ 72
軟骨異栄養犬種 ･････････････････････････ 99
ニーディング ･････････････････････････ 50
入院中のリハビリテーション ･･･････････ 129
乳酸値 ･･･････････････････････････････ 93
猫 ･･･････････････････････････････ 62, 76, 77
猫の痛み評価 ･････････････････････････ 117
寝たきり ･････････････････････････ 105, 141
熱傷 ･･･････････････････････････････ 41, 86
ネット ･･････････････････････････････ 62
寝床 ････････････････････････････････ 141
粘性 ････････････････････････････････ 45
ノルエピネフリン値 ･･･････････････････ 42

【は】
パーカッション ･･･････････････････････ 48
ハーネス ･････････････････････････････ 73
肺呼吸 ･･････････････････････････････ 72
廃用性筋萎縮 ･････････････････････････ 65
跛行スコア ･････････････････････････ 19, 82
跛行度 ･･････････････････････････････ 19
パラフィン浴 ････････････････････････ 39
バランスディスク ･･････････････････ 111
半月板損傷 ･････････････････････････ 82

【ひ・ふ】
ヒアルロン酸 ･････････････････････････ 53
皮下脂肪 ･････････････････････････････ 16
引き紐歩行 ･･･････････････････････････ 73
人医療 ･･････････････ 14, 30, 39, 83, 85, 107, 138, 141, 146
プール ･･････････････････････････････ 91, 94
フォースプレート ･･････････････････････ 19
副腎皮質機能亢進症 ････････････････････ 132
腹部脂肪 ･････････････････････････････ 16
伏せの姿勢 ･･････････････････････････ 105
不動関節 ･････････････････････････････ 53
フリクション ････････････････････････ 47
フレイル ･････････････････････････ 141, 144
プロスタグランジン ･･･････････････････ 71
プロスタグランジンE2 ･･･････････････ 114
プロテオグリカン ････････････････････ 114

【へ・ほ】
ヘルシンキ慢性痛指数 ･････････････････ 23
変形性関節症 ･･････････ 16, 18, 23, 42, 53, 88, 89, 114
変形性骨関節症 ･･･････････････････････ 114
変性性脊髄症 ･････････････････････ 92, 109
ポール ･･･････････････････････････････ 75
歩行運動 ･････････････････････････････ 67
歩行距離 ･････････････････････････････ 20
歩行制限 ･････････････････････････････ 31
歩行特性 ･････････････････････････････ 20
歩行の評価 ･･･････････････････････････ 19
補助下での自動運動 ･･･････････････････ 64
ホットパック ･･･････････････････････ 39, 40
ボディコンディションスコア ･････････ 16, 141
ボディスリング ････････････････････ 66, 70
骨の役割 ･････････････････････････････ 71
歩様異常 ･････････････････････････････ 19
保冷剤 ･･･････････････････････････････ 36

【ま】
マイクロストリーミング ･･･････････････ 84
マイクロマッサージ ･･･････････････････ 84
マッサージ(療法) ･･････ 31, 42, 57, 81, 102, 103, 105, 127
マッスルコンディションスコア ･････････ 27
マトリックスメタロプロテアーゼ ･･･････ 88
慢性痛 ･･･････････････････････････････ 20
慢性痛の評価 ･････････････････････････ 23

【め・も・ゆ】
メタロプロテアーゼ ････････････････････ 88
免疫介在性関節炎 ･････････････････････ 132
モエギイガイ ･････････････････････････ 114
問診 ･････････････････････････････････ 15
床反力計 ･････････････････････････････ 19
ユニバーサル・ヘルス・カバレッジ ･････ 12

【ら・り】
ライフジャケット ･･･････････････････ 92
リード ･･･････････････････････････････ 73
リハビリテーションノート ･････････････ 108
リハビリテーションの処方指示書 ･･････ 146
リハビリテーションプログラム ････････ 96
リンパの流れ ･････････････････････････ 42

【れ・ろ】

冷却材 …………………………………… 36
冷却ジェルパック ……………………… 35
冷却療法 ……………………… 31, 34, 128
レーザー治療器 ………………………… 88
レーザーポインター …………………… 77
レーザー療法 ……………………… 39, 88
　——高レベルレーザー治療 ………… 88
　——低レベルレーザー療法 ………… 88
レッグ・カルベ・ペルテス病 ………… 118
老廃物 …………………………………… 42

著者プロフィール

宮田拓馬（みやた たくま）

日本獣医生命科学大学獣医学部獣医保健看護学科獣医保健看護学臨床部門 准教授，博士（獣医学）。2009年日本獣医生命科学大学獣医学部獣医学科卒業後，同大学院獣医生命科学研究科獣医学専攻博士課程にて獣医外科学研究室に所属し研究を行いながら，神奈川県内の動物病院に勤務。2013年博士号を取得。臨床獣医師として働く中で，神経疾患に対するリハビリテーションに出会い，2016～2020年帝京科学大学生命環境学部アニマルサイエンス学科（動物リハビリテーション研究室）にてリハビリテーションの研究を行う。また同大学においてリハビリテーションおよび獣医外科学などに関する動物看護教育に携わる。2020年母校にて講師に就任。2024年より現職。2019年より日本動物リハビリテーション学会理事として活動する。著書に『写真で流れをつかむ犬と猫の周術期のいろは』（エデュワードプレス）など。

犬と猫のリハビリテーション学
疾患別の施術と飼い主指導

2024年11月20日　第1刷発行

著　者	宮田拓馬
発行者	森田浩平
発行所	株式会社 緑書房 〒103-0004 東京都中央区東日本橋3丁目4番14号 TEL 03-6833-0560 https://www.midorishobo.co.jp
編　集	董　笑謙，片山真希，齊藤真央
カバーデザイン	メルシング
印刷所	アイワード

©Takuma Miyata
ISBN978-4-89531-998-0　Printed in Japan
落丁，乱丁本は弊社送料負担にてお取り替えいたします。

本書の複写にかかる複製，上映，譲渡，公衆送信（送信可能化を含む）の各権利は株式会社 緑書房が管理の委託を受けています。

JCOPY 〈(一社)出版者著作権管理機構 委託出版物〉

本書を無断で複写複製（電子化を含む）することは，著作権法上での例外を除き，禁じられています。本書を複写される場合は，そのつど事前に，(一社)出版者著作権管理機構（電話03-5244-5088，FAX03-5244-5089，e-mail：info@jcopy.or.jp）の許諾を得てください。
また本書を代行業者等の第三者に依頼してスキャンやデジタル化することは，たとえ個人や家庭内の利用であっても一切認められておりません。